U0233235

一看就懂！ 图解

经皮毒

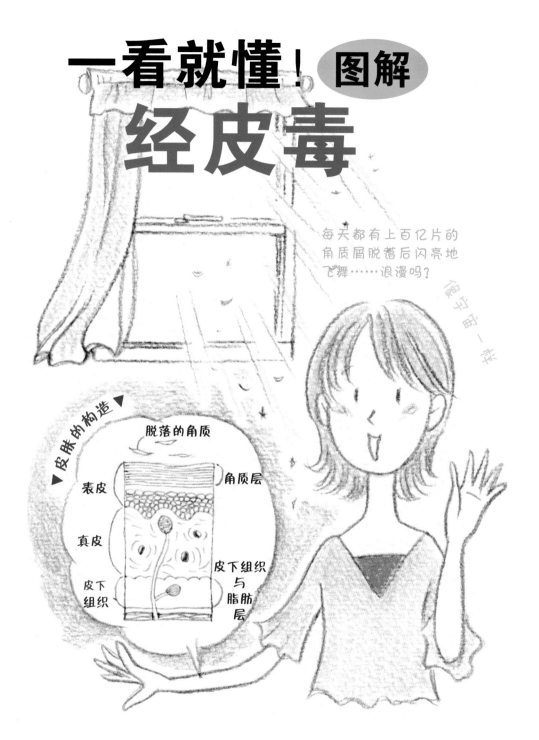

每天都有上百亿片的角质屑脱落后闪亮地飞舞……浪漫吗？

像宇宙一样

▲皮肤的构造▲

脱落的角质

表皮

角质层

真皮

皮下组织

皮下组织与脂肪层

有害化学物质会穿过皮肤屏障，在脂肪中堆积。

下图是把胳膊内侧看作 "1" 时的吸收率。

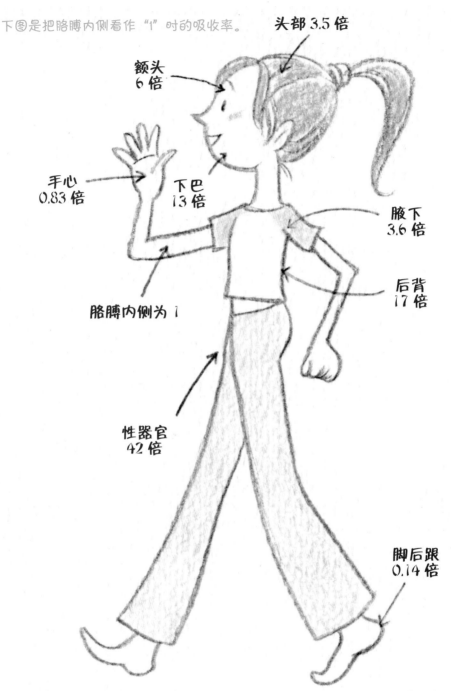

头部 3.5 倍

额头 6 倍

手心 0.83 倍

下巴 13 倍

腋下 3.6 倍

后背 17 倍

胳膊内侧为 1

性器官 42 倍

脚后跟 0.14 倍

不同的身体部位吸收率也不同。角质层厚的部位吸收量少，角质层薄的部位则吸收量多。吸收量最多的部位是……

化学物质如何经由皮肤侵入体内？

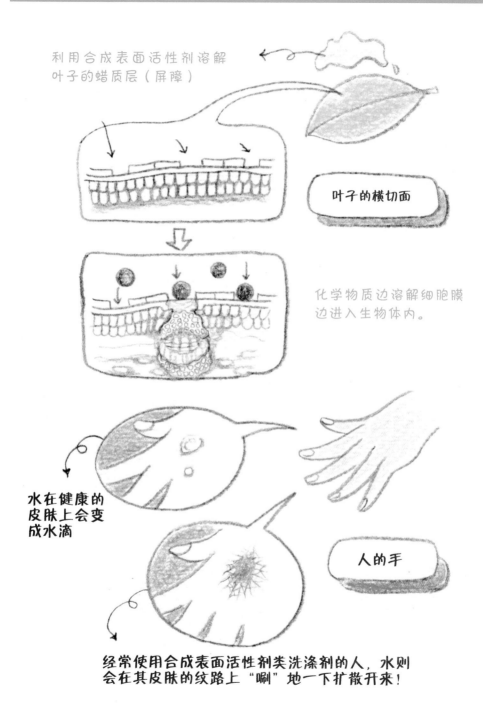

利用合成表面活性剂溶解叶子的蜡质层（屏障）

叶子的横切面

化学物质边溶解细胞膜边进入生物体内。

水在健康的皮肤上会变成水滴

人的手

经常使用合成表面活性剂类洗涤剂的人，水则会在其皮肤的纹路上"唰"地一下扩散开来！

通过叶子实验表明，合成表面活性剂和溶解剂会溶解叶子表面的蜡质层，从而使有害化学物质更容易侵入叶子内部。人也一样。

日常生活中泛滥的化学物质

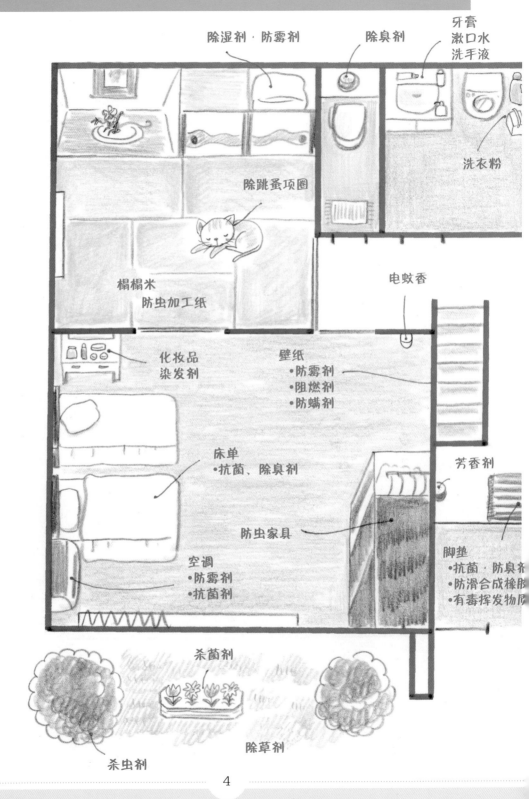

除湿剂·防霉剂

除臭剂

牙膏
漱口水
洗手液

洗衣粉

除跳蚤项圈

电蚊香

榻榻米
防虫加工纸

化妆品
染发剂

壁纸
·防霉剂
·阻燃剂
·防螨剂

床单
·抗菌、除臭剂

芳香剂

防虫家具

脚垫
·抗菌·防臭齐
·防滑合成橡胶
·有毒挥发物质

空调
·防霉剂
·抗菌剂

杀菌剂

除草剂

杀虫剂

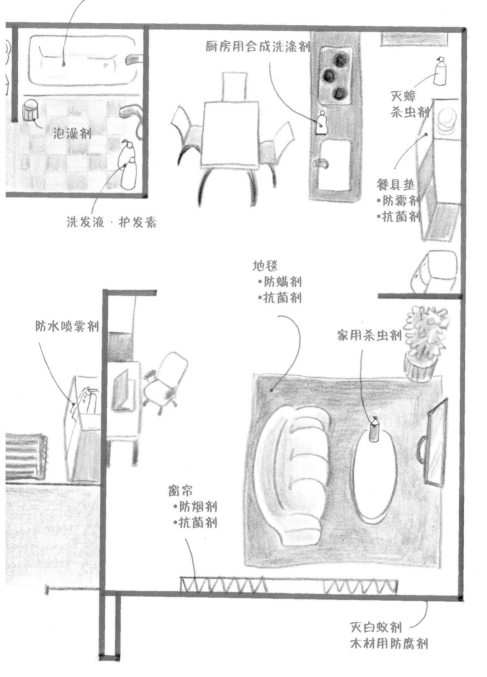

热水中产生三氯甲烷

厨房用合成洗涤剂

灭蟑
杀虫剂

泡澡剂

餐具垫
•防霉剂
•抗菌剂

洗发液·护发素

地毯
•防螨剂
•抗菌剂

家用杀虫剂

防水喷雾剂

窗帘
•防烟剂
•抗菌剂

灭白蚁剂
木材用防腐剂

为了实现既方便又便宜的目标，众多石油化工产品被人们开发出来，并且正在住宅和日常生活中泛滥。

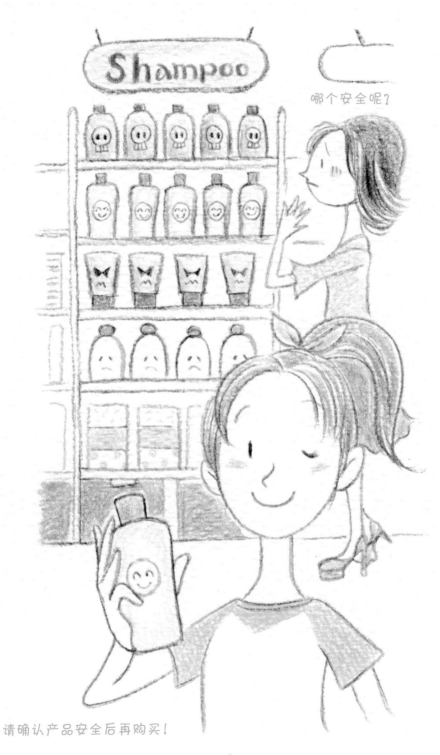

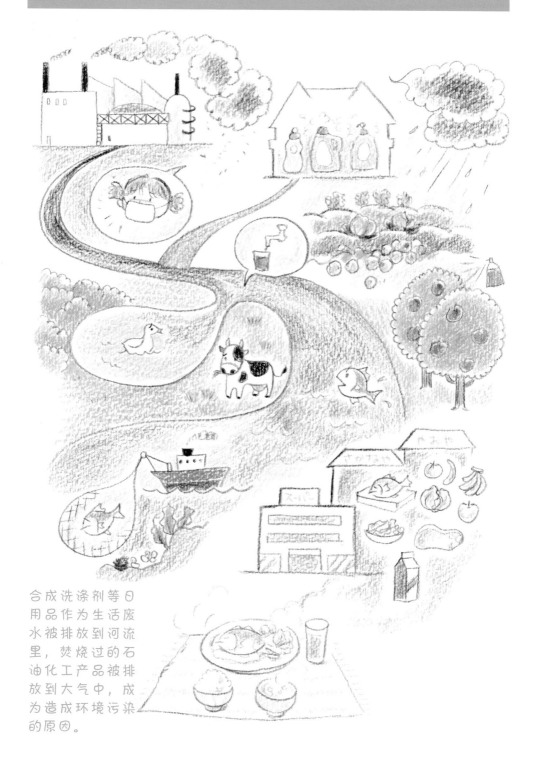

合成洗涤剂等日
用品作为生活废
水被排放到河流
里，焚烧过的石
油化工产品被排
放到大气中，成
为造成环境污染
的原因。

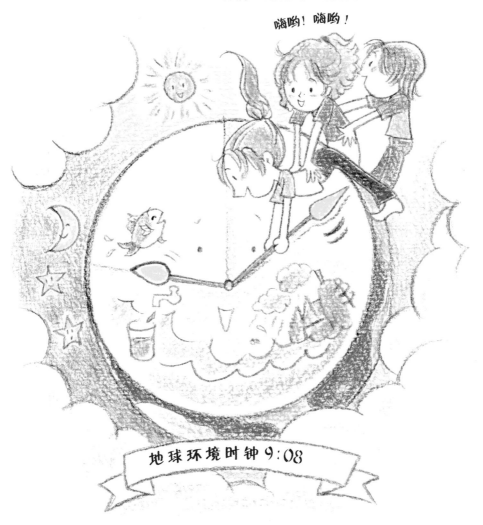

认为"我一个人无所谓吧"的细小行为，正在破坏着地球环境，剥夺着未来的希望。地球环境时钟已经到了 9:08。

目 录
CONTENTS

第 2 章 ｜ 日用品中泛滥的有害化学物质

第 3 章 | **为了保护地球和孩子们的未来，
我们能做些什么？**

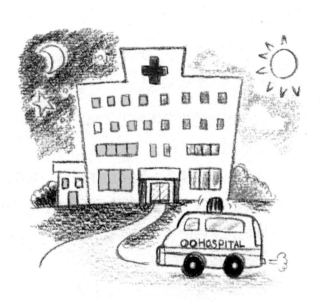

第 *1* 章

什么是"经皮毒"？

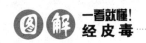
什么是"经皮毒"？

"经皮毒"指的是日用品中所含化学物质经过皮肤侵入，在人体内发生有害作用。

啊？原来问题出在洗发液上？

大约四年前的一天，我的淋巴腺肿胀到了无法走路的地步，于是就去了妇产科就诊。我被诊断为子宫内膜异位症、右侧卵巢囊肿。据说子宫通常是握住的拳头般大小，可我的子宫却是正常大小的5倍，直径达到了25厘米。每个月都有一星期疼得我睡不着觉，吃不下饭，瘦了10千克后又恢复，就这样反反复复，止疼药和栓剂时刻不离左右。

医生说"需要马上做手术"，但我选择了激素治疗。结果，花了4个月时间，虽然直径25厘米的子宫缩小到了16厘米，但又过了大约两个月，这回我连尿都一点儿也排不出来了。我在医院的泌尿科做了检查，但没有发现任何异常。我又一次被发送回

妇产科，被诊断为激素失调，子宫又恢复到了原来的 25 厘米大小。😣

两个月以后，我开始接受剂量翻倍的药物治疗，可还是没有效果。非但没有效果，还受到严重头痛的困扰，左眼看到的图像彻底走样，看东西呈锯齿状，血压也升高到 180/155 毫米汞柱。

这时，朋友对我说："可能是由你用的洗发液和护发素中的毒素造成的。""洗发液里有毒吗？怎么可能！大家不是都在用吗？""毒素是瓶子背面横着写的成分"……当时我没能理解她的意思。

偶然间我想起朋友说过的一句话："我换了洗发液以后就不再痛经啦！"我心想，说不定她说的是对的，于是就更换了洗发液、护发素以及洗涤剂等。

在接下来的一年左右时间里，我虽然一直对朋友的话表示怀疑，但是疼痛渐渐消失，身体也一点点感觉轻松起来。其实我只是换了洗发液而已……怎么会这样呢？

我将其命名为"经皮毒"

日用品中含有很多容易经由皮肤吸收的化学物质。一旦将这些化学物质用化学成分名称来解释，就算是特别危险的物质，也

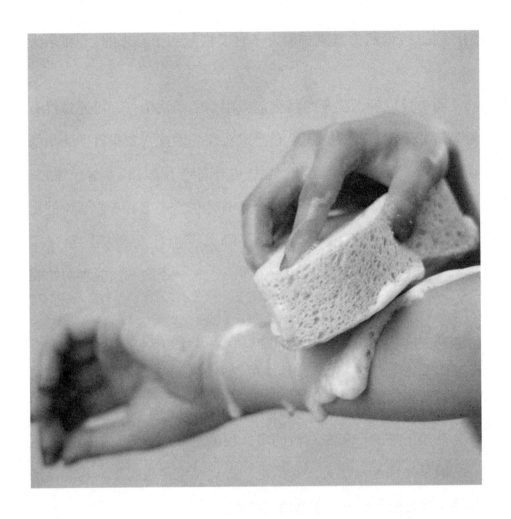

无法让人切身感觉到"十分危险",为此我感到心急如焚。

　　于是,我与药学博士竹内久米司先生、稻津教久先生商量以后,为了让大家准确而又易懂地认识到有害化学物质有多么可怕,我决定将其命名为"经皮毒"。

什么是"指定成分"？

> 所谓"标注指定成分"，指的是日本《药事法》中规定的在日用品和化妆品中有义务标明的、可能诱发过敏等皮肤问题的成分。

我曾经不知道"指定成分"为何物

当时我根本不知道洗发液、护发素和化妆品等的容器上标注的"标注指定成分"的意义。相反，一直认为上面写的是有效成分。容器上写的都是一些只有专业人士才能看懂的名称，到底是好还是坏，我们怎么可能知道呢？

所谓"标注指定成分"，指的是 1980 年日本厚生省（现在的厚生劳动省）通过《药事法》规定的、化妆品公司有义务标注的"有可能引起过敏等反应的成分"。约有 102 种。

2001 年，《药事法》修订，改为"标注全部成分"，要求按照所含成分的多少标注所有成分。这是迫于欧美各国的外部压力，

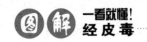
才终于得以实施的。

作为挑选化妆品、护发用品、个人护理产品、沐浴用品等的参照标准，我希望大家不要只看包装和广告，而是要看容器背面标注的成分来加以选择。

法律要求"标注全部成分"以后，由于安全的成分也会标出来，所以造成人们无法分辨哪个是有害成分。另外，还有一个陷阱，那就是，那些在萃取阶段使用，或是以使原料更稳定为目的添加的成分可以不用标注。

真希望日用品索性也像烟草那样，明确标注指定成分的有害性与容易引起过敏等对于身体的风险。

天然橡胶（乳胶）

因为厨房洗涤剂会让手变得粗糙，所以很多人选择使用橡胶手套。事实上，橡胶手套的原材料——天然橡胶、乳胶就是一种指定成分。

由于医务工作者和护士当中有很多人容易过敏，所以据说现在尽量避免使用橡胶手套。天然橡胶制品以伤害树皮收集的胶乳为原料，据说植物一旦受到伤害也会进行自我防卫，所以才会分泌出过多的防御蛋白。

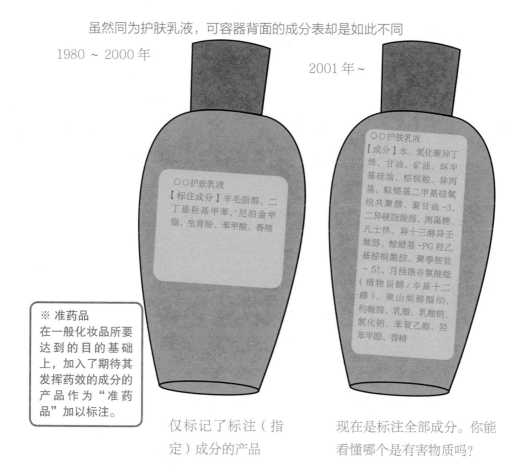

虽然同为护肤乳液，可容器背面的成分表却是如此不同

1980～2000 年

2001 年～

○○护肤乳液
【标注成分】羊毛脂醇、二丁基羟基甲苯、尼泊金甲酯、生育酚、苯甲酸、香精

※ 准药品
在一般化妆品所要达到的目的基础上，加入了期待其发挥药效的成分的产品作为"准药品"加以标注。

○○护肤乳液
【成分】水、氢化聚异丁烯、甘油、矿油、环甲基硅油、棕榈酸、异丙基、鲸蜡基二甲基硅氧烷共聚醇、聚甘油-3、二异硬脂酸酯、海藻糖、凡士林、异十三醇异壬酸醇、鲸蜡基-PG羟乙基棕榈酰胺、聚季铵盐-51、月桂酰谷氨酸酯（植物甾醇/辛基十二醇）、聚山梨醇酯65、枸橼酸、乳酸、乳酸钠、氯化钠、苯氧乙醇、羟苯甲酯、香精

仅标记了标注（指定）成分的产品

现在是标注全部成分。你能看懂哪个是有害物质吗？

　　我的一个朋友乳胶过敏发作，有一天吃了木瓜以后突然开始起荨麻疹。据说这种对植物也有过敏反应的现象叫作"乳胶水果综合征"。原本是为了防止手变粗糙用的，没想到会这样。实在太可怕了。

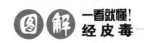

日用品中的化学物质安全吗？

每天都有很多种石油化学物质诞生，据说现在被认定为有害的化学物质有1500多种。

真的安全吗？

请大家把家里正在使用的洗涤剂和化妆品等日用品放在一起，看一看容器背面写着的标注内容。是不是一种产品里就混合了10种到40种读起来有咬到舌头风险的成分呢？

据称，迄今为止人们开发和登记的化学物质约有2800万种。听说现在使用的化学物质，仅仅在化妆品当中就超过8000种，加上其他日用品的话，约有10万种正在被人们使用。

人们是为了让日用品更加廉价、更便于使用而对其进行开发的，但在时日尚浅的情况下，那么多化学物质的安全性真的已经确定了吗？

我们只举最近引发问题的石棉这种东西来看，无论日本政府还是企业，从很久以前似乎就纷纷对石棉的安全性表示怀疑，但还是优先眼前利益的考虑。直到这么多人深受其害了，才开始在安全方面采取对策。

将来，如果同样的情况发生在了日用品上的话……只是这么一想就让人毛骨悚然。

原因不明的疾病正在逐年增加

最近，特异性皮炎、花粉症、子宫内膜异位症等原因不明的怪病正在频繁发生。

从刚出生的孩子到大人都有可能患特异性皮炎，日本约 20%的人口患有花粉症和过敏性鼻炎。

子宫内膜异位症，30 年前左右在妇科医生之间都没有引起关注，可是如今据说患者正在逐年增加，年龄层也已从刚开始来月经的十几岁的孩子扩展到绝经年龄层。并且很多人即使做了手术，过两年左右还会复发，总让人觉得正在发生某种异常情况。

回想一下我自己，只是改变了日用品的使用情况，身体就轻松了许多，一想到这里，我就强烈地感到，这些奇怪的疾病很可能与化学物质有关。所以我希望大家使用安全性高的日用品。

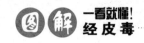
你这身打扮设事吗？　　　　为什么你要穿成这个样子？

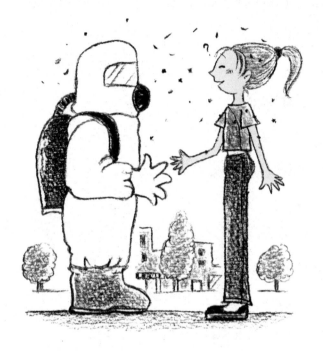

每天都有石油化学物质在不停地诞生。

成分用语备忘录
●表面活性剂：将水和油混合在一起的乳化作用的核心成分。在洗发液当中作为洗净剂使用。
●保湿剂：发挥着保持产品适度湿润的作用。在口红等产品中用来防止由于干燥出现裂痕。
●湿润剂：有提供润湿使其呈现乳状的作用。
●杀菌·防腐剂：有时为了提高产品的保存效果和对皮肤表面进行杀菌等而添加。

有害化学物质为什么会产生？

> **石油化工产品的大量生产、大量消费、廉价和便利造成的功与过。化妆品和日用品很多都是由石油化学物质制造而成的。**

石油化工产品的泛滥

20 世纪 20 年代，人们开始利用炼油厂的废气生产一种叫作异丙醇的物质，由此，合成化学物质开始广泛地渗透到世界各地。合成化学物质提炼起来很容易，因此似乎很适合大量生产与大量消费。

两次世界大战进一步推动了其发展，以塑料为代表，合成橡胶、合成纤维、合成表面活性剂等，所有产品都开始使用从石油中提炼出来的合成化学物质。由于廉价且使用方便，并且用完就能丢弃，所以工业用品和日用品等很多产品都在被作为石油化工产品生产出来。

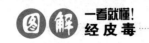
今天依然如此，新的化学物质正在一个接一个被开发出来，石油化工产品正在食品、化妆品、洗涤剂和农药等广泛领域被不断地制造成产品。

生物机能程序也超出想象

另一方面，在号称 100 万年的人类史当中，人类和生物为了延续下去，必须克服自然界中出现的各种困难。人类掌握了适应自然环境的生物机能，随着环境的变化保护自己免受灾害与外敌的伤害，繁衍子孙，通过遗传基因将生命延续到下一代，从而得以生生不息。

想必对于在自然界中慢慢学会生存之法的生物和人类来说，合成化学物质的急剧增加，或许是他们始料未及的。

更重要的是，合成化学物质中，存在着对生物发挥有害作用的有害化学物质。

与合成化学物质的泛滥同步，各种各样原因不明的危害也开始显现。

若干种合成化学物质通过动物实验等已经被证实会对生命体造成不良影响。存在危险性的有害合成化学物质正在与我们的日常生活发生着过于密切的接触。

化妆品和日用品很多都是由石油化学物质制造而成的。

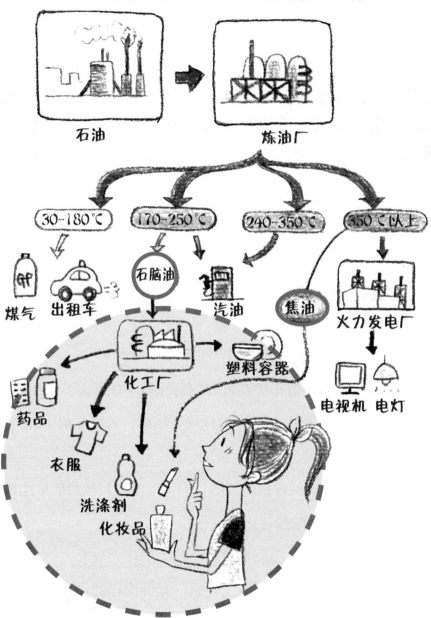

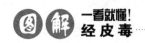
既然如此你还要使用吗？

> 由于是用化学成分名称标注的，所以才会让人无法真切感觉到其意义和内容。但如果上面写着"内含农药"，你还会用吗？

上面没有写着"有毒"

人们为什么不觉得"经皮毒"可怕呢？

请你看一下洗发液和护发素容器背面贴着的标签。如果一直使用的日用品上标注着"有害""危险"字样，大家谁都不会再去买了。

比如上面标记着保湿剂丙二醇、表面活性剂月桂醇硫酸酯钠、抗氧化剂乙二胺四乙酸盐等化学成分。

由于上面标记的是我们平时就不熟悉的化学成分名称，所以人们才会不明白危险成分指的是什么。即便同样的化学物质，如果上面写着"内含农药"，你还会去用吗？

如果是我们知道的脏、臭、讨厌的事物的话，我们可能马上就会感觉不想用，但比如"丙二醇"这一石油化学物质是什么东西、什么颜色、什么气味，我们就完全不知道了。我们也就当然不会去想，每天都用的日用品里毫无警告地含有危险物品。

没想到从皮肤也能侵入人体……

有害化学物质通过各种渠道侵入人体。简单来说，其侵入途径包括从口进入的"经口吸收"、与呼吸同步进入的"吸入"，再有就是"经皮吸收"（黏膜吸收）。前两个只要大家想象一下食物中毒和尾气、石棉就很容易想象出来。然而，事实上，经由皮肤侵入人体的"经皮吸收"或许离我们更近，而且比前两种侵入方式更为严重和可怕。

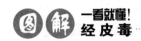
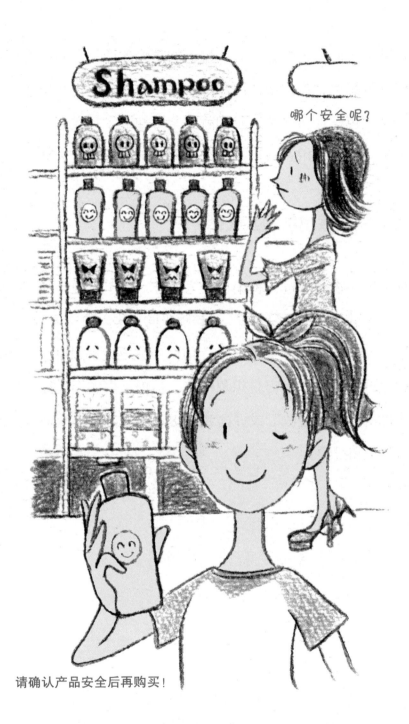

什么是"经口吸收"？

我们将食物和医药品从口摄入体内称为"经口吸收"。肝脏在代谢酶的作用下，会对90%以上的有害物质进行分解和解毒。

五感知晓的安全确认

有害化学物质通过"经口吸收"，有跟随食物等一同从口进入人体的危险。

最近引发问题的食品添加剂和附着在蔬菜上的农药等的确危险，不过我们的身体在漫长的人类进化史中，为了规避自然界中的毒物通过口进入身体的危险，已经建立起各种各样的防御体系。

比如，吃之前会用五感去对颜色、形状、气味等进行安全确认。放入口中后，依靠味觉和触觉进一步确认是否安全。即使咽下去了，只要有异常的气味或刺激性，消化器官就会察觉到危险，出现呕吐和腹泻等反应。

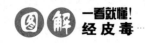

规避危险的防御体系

即便如此，万一无法排泄，从消化器官侵入的毒物首先会被运往肝脏，在肝脏的代谢酶作用下被分解，居然有高达 90% 以上会被进行解毒处理。

如上所述，我们将最初通过肝脏进行代谢、分解，防止化学物质直接进入血液的效果称为"初次渗透效果"。

肝脏在众多酶的作用下，将有害异物和毒物进行无害化处理，从而保护着我们的身体。可是，即使量不多，如果每天反复将有害化学物质放入口中的话，那么进入血液循环的化学物质就会在脏器和器官内积累下去。尤其是脏器功能不成熟的婴幼儿，还有肝脏出现损伤、肝功能低下者需格外注意。

以治疗为目的服用的医药品也受到初次渗透效果的影响，生物学上的利用率会有所下降，因此，据说医生会在考虑到这一点的基础上对服用量进行处方。

吃食物的时候，首先确认颜色和形状、气味等是否安全

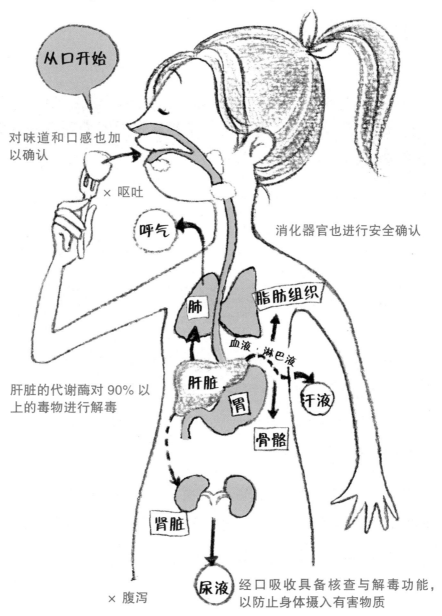

从口开始

对味道和口感也加以确认

× 呕吐

呼气

消化器官也进行安全确认

肺

脂肪组织

血液·淋巴液

肝脏

胃

汗液

肝脏的代谢酶对 90% 以上的毒物进行解毒

骨骼

肾脏

× 腹泻

尿液　经口吸收具备核查与解毒功能，以防止身体摄入有害物质

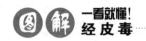
什么是"经呼吸道吸收"？

家用电子灭蚊器、衣物防虫剂、干燥剂·除湿剂、芳香剂、除臭剂、壁纸·涂料……不知不觉间我们正在吸入有害物质。

"吸入"二噁英、石棉，病态建筑综合征等的危险性

"吸入路径"＝经由呼吸进入肺部的有害化学物质，通过心脏直接随着血液循环被体内吸收。由于不经过肝脏的"初次渗透效果"，所以无法取得降低毒性的效果，通过呼吸通道吸入的有害成分将直接进入血液。

与前面的经口吸收相比，由于有毒物质直接进入体内，所以毒性浓度高，对于生命而言，危险程度更高。正如二噁英、石棉、病态建筑综合征的危险性引起广泛关注一样，通过呼吸吸入，是能够将生命置于死地的特别危险的侵入途径。

二噁英在焚烧塑料等合成物质时产生并扩散到大气中。车辆的

尾气中也含有二噁英。一旦进入体内，具有致癌性，作为环境激素，二噁英是一种威胁生命体的有害化学物质。

石棉被吸入人体后，会附着在覆盖肺或者心脏等胸部脏器以及胃肠、肝脏等腹部脏器表面的"间皮"之上，从而诱发肿瘤（间皮瘤）。

病态建筑综合征就是吸入有害化学物质造成身体损害的典型事例。因为人们使用释放有害化学物质的建材与室内装修材料，导致人在新房或装修过的房子里的时候，在室内空气污染等的作用下，头痛、心慌等肉体症状明显加重。病态建筑综合征不仅会破坏神经系统，还有致癌性，更有可能给儿童造成生殖系统发育损害。

我们每天都生活在无法回避大气污染引起的公害以及农药、烟草烟雾等有害化学物质的环境之中。烟草烟雾中竟然大约含有 4000 种化学物质，其中约 40% ～ 60% 的种类都是致癌物质。

就算自己不吸烟，只要置身于烟雾包围之中，就无法避开有害化学物质带来的危险。

你没有一直在不知情状况下吸入有害物质吗？

特别值得一提的是，我们在家里经常会很随意地使用电子灭

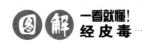

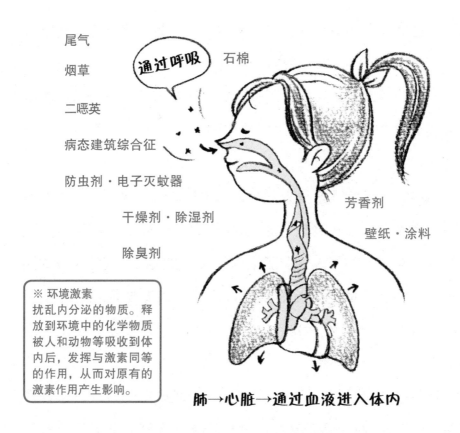

尾气

烟草

二噁英

病态建筑综合征

防虫剂·电子灭蚊器

干燥剂·除湿剂

除臭剂

通过呼吸 石棉

芳香剂

壁纸·涂料

※ 环境激素
扰乱内分泌的物质。释放到环境中的化学物质被人和动物等吸收到体内后，发挥与激素同等的作用，从而对原有的激素作用产生影响。

肺→心脏→通过血液进入体内

蚊器和衣物防虫剂、干燥剂·除湿剂、芳香剂、除臭剂、壁纸·涂料等，就算这些用品中所含有害化学物质浓度很低，达不到致命的程度，一旦每天吸入并持续在体内沉积，那也有给人体造成巨大影响的危险。

另外，通过"吸入"方式，有害化学物质还会被鼻子和咽喉的黏膜吸收，所以我们应该考虑到它与"经皮吸收"之间的复合危险性。

什么是"经皮吸收"？

在医疗一线，有一种从皮肤直接吸收的"经皮吸收型"药剂。化学物质通过皮肤也可侵入人体。

促进经皮吸收的药剂开发

很长一段时间，人们一直认为皮肤是如同墙壁一样的构造，异物不会从外部经由皮肤侵入人体。并且，一般认为即使能够侵入人体，经皮吸收的大部分物质也是以气体形式通过皮肤。但后来的研究结果表明，具有脂溶性（易溶于油的属性）的化学物质比亲水性的物质更容易被皮肤吸收。

最近，经皮吸收型药物正在逐渐增加。包括为心绞痛患者开发的硝酸甘油和硝酸异山梨酯，作为哮喘治疗剂的妥洛特罗，用来戒烟的尼古丁贴片等。

硝酸甘油从前作为吸收率最高的舌下药剂而闻名。心脏病发作的时候，只要将其放在舌头底下，药剂就会被黏膜吸收，13秒

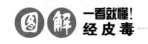
钟左右即可到达心脏并发挥药效。

现在研究开发取得新的进展，正在向经皮吸收型升级进化。让贴片浸入以负责运输的丙二醇和表面活性剂月桂醇硫酸酯钠为代表的分子量小的化学物质，然后将有效药剂成分渗透进人体，据说快到 3 秒钟左右即可见效。

口服药见效需要时间，而黏膜吸收则能立刻见效，长期以来一直备受重视。

同时，如今经由皮肤直接吸收的经皮吸收已经成为让药剂成分最快被人体吸收的有效手段。

添加在日用品中的危险性

然而，日用品中含有上述丙二醇和月桂醇硫酸酯钠等化学物质就有问题了。也许你不会知道，我们每天都在使用的日用品中含有的化学物质一直在通过皮肤进入我们的身体。

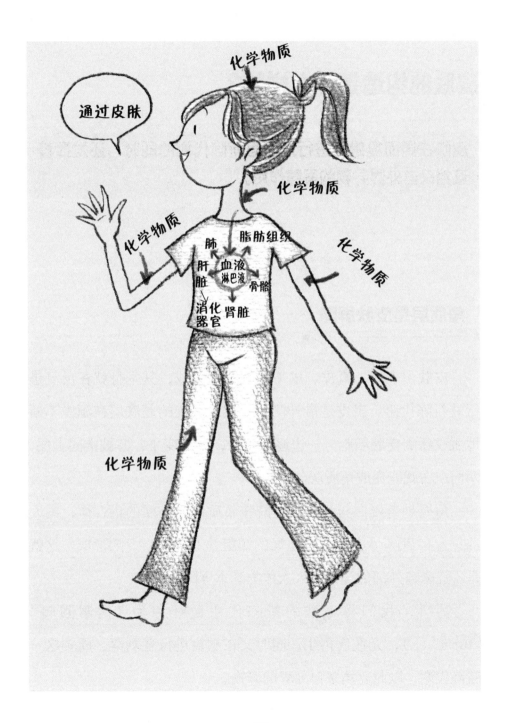

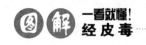

皮肤的构造是什么样的？

> 皮肤在周而复始地进行角质层新陈代谢的同时，还发挥着遮挡来自外界异物的屏障作用。

角质层是皮肤屏障

皮肤由表皮、真皮、皮下组织三层组成，其本身就在反复进行着新陈代谢。表皮是最外侧的一层，表皮的基底层在源源不断地生成新的皮肤细胞，一边逐渐生长，一边变平，并被推向上层，两周左右就能变成角质层。

角质是角蛋白与叫作神经酰胺脂质体的物质的集合体，由大约只含有20%水分的极其干燥的细胞叠加 10 ～ 15 层形成。这就是不让来自外部的异物侵入人体的基本屏障功能。

另外，我们将皮肤的新陈代谢循环称为"代谢回转"（turnover），无数次再生，同时又在重复进行着剥落、周转这一新陈代谢，以此遮挡来自外界的异物。

闪闪发光的百亿尘埃

大家都知道，婴幼儿的皮肤细腻光滑。这是为了缩短新陈代谢周期，从而将来自外界的异物仔细地遮挡在外边。

我们经常能够在光照好的房间里看到闪亮飞舞的细小灰尘，闪亮物体的真实身份正是剥落的皮肤（角质）的碎屑。据说每天都有上百亿片的角质屑脱落。

真皮由胶原纤维组成，呈现出结缔组织规则排列的网眼结构。皮肤之所以有弹性，就是源于真皮的这一网眼结构。皮下组织拥有富含脂肪的疏水性。这种属性维系着皮肤与体内上下层之间灵活的连接。

在这一皮下组织中含有的脂肪正是穿过皮肤屏障的有害化学物质堆积下去的场所。

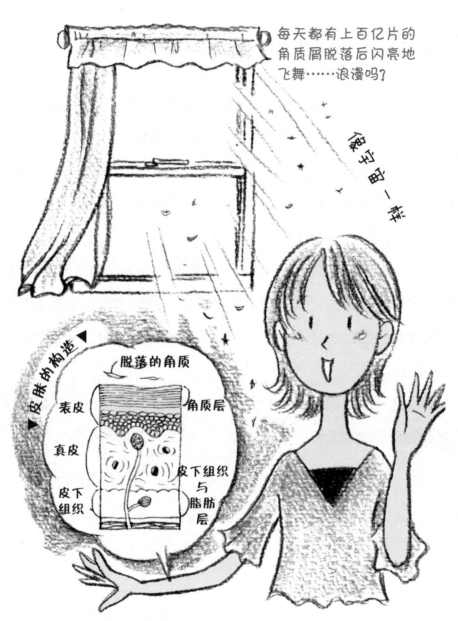

每天都有上百亿片的角质屑脱落后闪亮地飞舞……浪漫吗？

像宇宙一样

▼皮肤的构造▼

脱落的角质

表皮

真皮

皮下组织

角质层

皮下组织与脂肪层

有害化学物质会穿过皮肤屏障，在脂肪中堆积。

皮肤发挥着什么样的作用？

> 皮肤是身体当中最大和最重的脏器。尽管只有约不到2毫米厚，却综合了温度感应器、血管、神经、汗腺……实在是超精密的一个系统。

皮肤是一张榻榻米大小的宇航服

你认真思考过皮肤吗？虽然我们对皮肤已经司空见惯，但我以前不知道它有如此了不起。

皮肤的厚度约在 2 毫米以下。

说起皮肤组织的表面积，成年人的话约为 1.8 平方米，也就是一张榻榻米的大小。重量有 2.5 ~ 4.5 千克，加上皮下组织的话，约占体重的 16%，相当于用超市收款台的袋子装满了一袋食物的重量。皮肤作为身体的组织，无论面积还是重量都是最大的。同时，皮肤的血流约占体循环的 1/3。

在 1 平方厘米的皮肤当中，有全长约 92 厘米的血管和 12 条

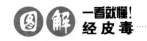
神经纤维（全长约 3.6 米）、10 个毛囊、15 个皮脂腺、100 个汗腺……（数字一多看上去好复杂），实在是一个非常复杂的组织。身体全部的皮肤当中，包括毛细血管在内，约有 10 万千米，约超过地球周长两倍的血管遍布于身体的每一个角落。

　　覆盖身体表面的皮肤最大的作用是，保护重要的体内组织和脏器。皮肤不仅有良好的弹性和耐水性，还能够吸收来自外界的冲击，发挥着调节冷热的温度感应器功能，能够保护我们的身体免受太阳光线等的刺激和有害病毒及细菌等的伤害。

有害物质并非从汗腺侵入人体

　　被用在保湿剂等当中的丙二醇等"有害化学物质"，由于其分子量在 100 以下，十分微小，所以人们容易认为是从皮肤的毛孔中侵入人体的。其实这些毛孔起的是从内向外的分泌作用，而不是为了便于外部异物被身体吸收。即使化学物质经由汗腺被吸收，量也很小，没什么大问题。

皮肤的表面积大约相当于一张榻榻米的大小。

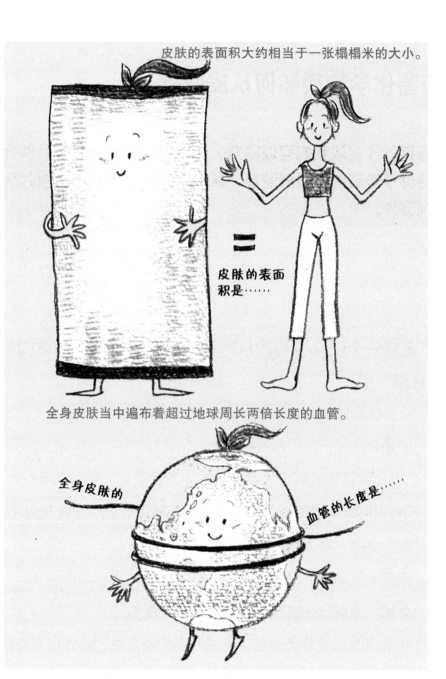

皮肤的表面积是……

全身皮肤当中遍布着超过地球周长两倍长度的血管。

全身皮肤的

血管的长度是……

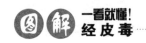

有害化学物质如何从皮肤侵入？

通过叶子实验我们可以得知，合成表面活性剂和溶解剂会将叶子表面的蜡质层溶解，从而使有害化学物质的侵入更加容易。

"请想一个让化学物质从叶子表面迅速进入植物体内的方法"

如果有这样一个设问摆在面前，你会如何作答呢？

"把化学物质溶解在水里，然后涂在叶子上"……水珠不会从叶子表面滚落下来吗？"用刀在叶子上划开口子"……有点儿让人感觉很疼啊。那么我们该怎么办呢？

我们能想到以下两种方法。

●加入溶解叶子蜡质层的溶解剂（溶媒）。

叶子表面覆盖着蜡质层。所以叶子的表面看上去才很有光泽。这层蜡质层对于叶子来说，起着对外界的屏障作用。而溶解剂具有溶解叶子蜡质层、弱化其屏障功能的作用。

●添加合成表面活性剂

叶子的正面和反面有很多供二氧化碳和氧气、水蒸气出入的叫作气孔的小孔。气孔的内部形成了一层水的皮膜。这层皮膜有表面张力，起的是阻碍外部入侵的屏障作用。因此，只要添加了弱化这种表面张力的成分——合成表面活性剂就可以了。

本来即便是植物的叶子这般单纯的组织结构，让化学物质从外部渗透进去也不是一件简单的事情。然而在日用品中广为使用的合成表面活性剂和溶解剂的作用下，从外部浸入有害化学物质就成为可能了。

角质层的屏障也会遭到破坏

这种情况可以直接套用在人类的皮肤上。由于溶解剂与合成表面活性剂的使用，角质层的细胞膜处于被暂时性溶解的状态，从而使有害化学物质更容易被吸入体内。

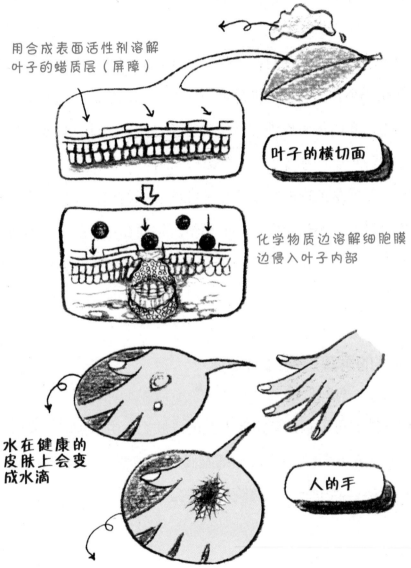

用合成表面活性剂溶解叶子的蜡质层（屏障）

叶子的横切面

化学物质边溶解细胞膜边侵入叶子内部

水在健康的皮肤上会变成水滴

人的手

经常使用合成表面活性剂类洗涤剂的人，水会在其皮肤的纹路上"唰"地一下扩散开来！

皮肤屏障会遭到破坏吗？

日用品中含有的合成表面活性剂与溶解剂会溶解皮肤角质层的屏障，放任有害化学物质侵入人体。

我们皮肤的构造其实与叶子的状态十分相似。在健康的皮肤表面放上水，水会聚集在一起形成水滴。这是由于表皮上覆盖有皮脂腺分泌的油分，形成了蜡质层。将这层蜡溶解，削弱其屏障功能的正是溶解剂的作用。

我们皮肤的细胞膜主要由一种叫作磷脂的脂质构成，由于溶解剂的缘故，造成细胞膜处于被暂时性溶解的状态，从而使化学物质更容易侵入进来。

为促进药用成分渗透所做的努力

角质层的屏障在遮挡着来自外界的异物的侵入，但是当我们受伤或生病的时候，需要让药物迅速经由皮肤渗到体内，医治受

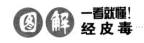
伤部位。

为此，在有效性得到认可后，为了特意除去角质层的屏障而开发出来的正是作为溶解剂（溶媒）使用的丙二醇与合成表面活性剂月桂醇硫酸酯钠等。

虽然丙二醇与合成表面活性剂确实是有害化学物质，但考虑到治疗疾病和伤口更为紧要，并且只要患部治愈便不必继续使用该药剂，所以作为紧急处置措施，医药品会被临时适量处方，在安全允许的范围内使用。

我们在往皮肤上涂抹软膏的时候，经常会有一种黏糊糊的感觉，对吧？据说这种手感正是为了避免人们超过适用量抹药过多而专门设计的。

在危险日用品中的使用

问题是，在洗发液与护发素、泡澡剂等日用品、护肤霜和乳液等化妆品当中使用溶解剂与合成表面活性剂。

洗发液与化妆品是每天都用的东西。使用量由使用者决定，与药品不同，要持续使用，所以越使用，有害化学物质也就越会变成"经皮毒"，一点一点确确实实地穿过皮肤屏障，侵入体内并沉积下去。与经口吸收不同，向体外的排出率只有 10%。

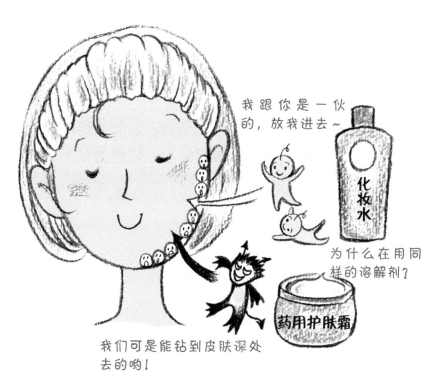

我跟你是一伙的，放我进去~

化妆水

为什么在用同样的溶解剂？

药用护肤霜

我们可是能钻到皮肤深处去的哟！

丙二醇等溶解剂在药用方面有其功效，但用在日用品当中会让有害物质渗透到皮肤中去，非常危险。

　　角质层下的表皮中存在代谢酶这一观点亟待确认，有人指出该种代谢酶可能具有与肝脏同样的促进代谢功能，不过其强度连肝脏的 1% 都不到。

　　溶解剂（溶媒）与合成表面活性剂原本是为了让医药品有效成分更好地渗透到体内而开发出来的，却以完全不同的目的被用于日用品当中，作为"经皮毒"威胁着我们。

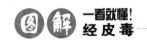
吸收率存在差异吗？

> 身体的部位不同，吸收率也不同。角质层厚的部位吸收量少，而薄的部位则吸收量多。吸收量最多的部位是……

角质层越薄的部位吸收量越多

虽然存在个体差异，但我们的皮肤根据身体部位的不同，角质屏障的厚度也不相同，由此造成化学物质的吸收率也不一样。

当然，角质层越薄的部位也就越容易侵入，相反，越厚的部位侵入也就越发困难。例如，与外界接触较多的手和脚约有 0.4 ~ 0.6 毫米厚的角质层，面部则只有 0.1 毫米左右的厚度。

我们对比各部位的吸收率可以发现，当把胳膊内侧吸收率看作 1 的时候，脚后跟为其 0.14 倍，头部为 3.5 倍，额头为 6 倍，腋下为 3.6 倍，下巴为 13 倍等等。最令人吃惊的是，性器官吸收率最突出，为 42 倍。

就性器官而言，由于化学物质通过皮肤吸收的危险性非常高，所以泡澡剂和沐浴皂、生理用品、避孕用具等特别需要选择安全性高的产品。

另外，虽然严格来说并非皮肤，口腔内与肛门等被黏膜覆盖的部位由于没有角质层，所以皮肤屏障完全不起作用。栓剂立刻见效也正是由于这个原因，同样是黏膜质的口腔中使用的牙膏的成分也容易被黏膜吸收。

令人遗憾的是，市面上销售的大部分牙膏中都使用了有害化学物质。

年龄不同带来的经皮吸收率的不同

以类固醇为中心对其吸收率进行验证后得出的结果是，比起成年人，小孩子的吸收率和副作用都检测出很高的数值。此外，老年人比起成年人，更接近小孩子，化学物质的渗透性更强。

婴儿的皮肤毫无防备

新生儿的肌肤由于角质层没有发育完成，所以处于皮肤屏障功能没有充分发挥作用的状态。而且，由于新生儿的脏器也尚未

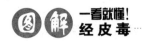
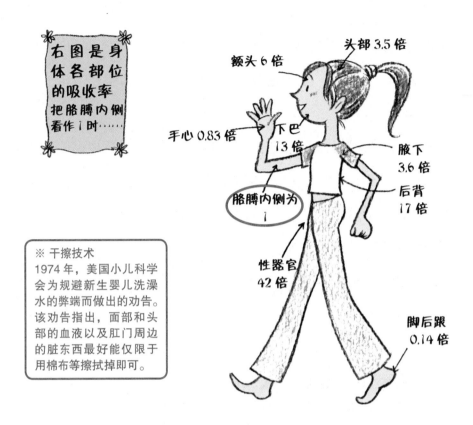

右图是身体各部位的吸收率把胳膊内侧看作1时……

额头6倍

头部3.5倍

手心0.83倍

下巴13倍

腋下3.6倍

后背17倍

胳膊内侧为1

性器官42倍

脚后跟0.14倍

※ 干擦技术
1974年，美国小儿科学会为规避新生婴儿洗澡水的弊端而做出的劝告。该劝告指出，面部和头部的血液以及肛门周边的脏东西最好能仅限于用棉布等擦拭掉即可。

发育成熟，所以将进入体内的毒素排泄出去的功能也尚不具备。

家长应该负起责任，尽可能避免使用含有进入婴儿体内的有害化学物质的婴儿用品。新生婴儿洗澡水和干擦技术（dry technic）等，也应绝对避免与沐浴液和杀菌洗洁剂等化学物质的接触。

许多人认为，让孩子早早地暴露在有害物质的侵袭下，是造成现代儿童过敏和特异反应发生率不断攀升的原因。

容易接受"经皮毒"的条件有哪些？

> 分子量非常小的化学物质和拥有易溶于脂肪的属性的化学物质容易侵入人体。

分子量小的物质容易渗透

化学物质对于皮肤屏障具有易于穿过的条件和难以穿过的条件。

首先，尽管是皮肤细胞，但细胞膜具有对分子量超过500的大型物质不予放行的特性。这也就构成了防止异物侵入的屏障功能。

然而，我们正在使用的日用品中含有的溶解剂与合成表面活性剂——丙二醇（分子量76.1）和月桂醇硫酸酯钠（分子量288.4）等化学物质，很多分子尺寸都非常小。因此，一般认为脂溶性化学物质能够轻易穿过细胞膜与细胞间隙，容易渗透进人体。

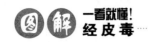
溶入脂肪便无法清除

构成细胞的细胞膜的主要成分由以磷脂为代表的脂质组成。为此，虽然拒绝水分侵入，却容易接受脂溶性物质。脂溶性物质和构成细胞膜的脂质一旦发生融合，细胞膜就会遭到破坏，使有害化学物质容易渗透进人体内。

软膏等外用药如何让有效成分被身体高效吸收直接关系到产品的使用效果。

作为溶解辅助剂使用的丙二醇，由于具有既溶于水又溶于油的属性，所以具有作为促使药用成分经皮吸收的运输者，使药效成分高效渗入体内的作用。另外，这一性质也被广泛应用于牙膏和化妆品等日用品当中。

不过，其渗透作用会让其他有害化学物质也一并被人体吸收，所以作为日用品的成分使用是伴随着危险的。

"太好的洗澡水了～"——您太悠闲自在了

皮肤的温度越高，化学物质也就越容易渗透进身体。皮肤温度从 10 度上升到 37 度的话，吸收率就会一下子蹿升到 10 倍。

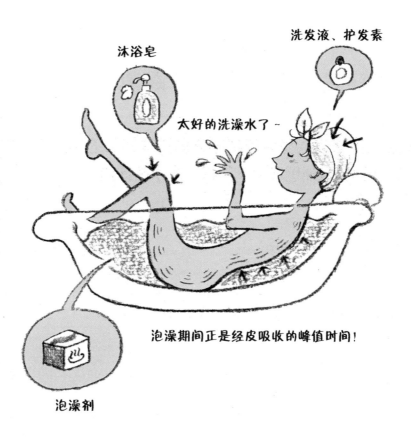

泡澡期间正是经皮吸收的峰值时间！

这意味着皮肤温度正在上升的泡澡时，经皮吸收正处于活跃高峰期。再加上洗发液、护发素、沐浴皂、泡澡剂……泡澡的时候接触合成化学制品的机会是最多的。

把一张榻榻米面积大小的皮肤泡在泡澡剂里，用月桂醇硫酸酯钠破坏角质，丙二醇这一搬运工再将有害化学物质引入体内，一想到这儿，哪还有轻松心情去感叹洗澡水很舒服呢？

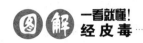

进入体内的化学物质去了哪里？

据说从皮肤进入身体的化学物质过了10天连10%都无法排出。大部分会残留在皮下组织，堆积在体内。

残留在皮下组织的化学物质

穿过角质层的物质会渗透到细胞本身当中去，一种方式是通过相邻的细胞侵入内部，另一种方式是通过细胞和细胞之间的缝隙进入体内。

经皮吸收的物质要么直接堆积于皮下组织，要么一点一点通过血管和淋巴管等被运往身体各个器官，给健康造成不良影响。由于其解毒与代谢的过程不同于经口吸收，非常特殊，所以要排出体外，需要花费很多时间。

比如说，在水杨酸的外用实验中，通过注射直接投入血液中的水杨酸，全部的量在 24 小时以内变成尿液被排出了体外，但是涂在皮肤上的水杨酸则用了几天时间才被排泄到尿液中，一部分残留在皮下组织中。后来渐渐从皮下组织移动到血液中，过了很久才被排泄出去。

一般认为，经皮吸收的有害化学物质也与此相同，长时间滞留在皮下组织，被缓慢地排出体外。

每天不断堆积的有害化学物质

我们每天都使用洗发液和化妆品等日用品。当然，其中含有的有害化学物质在被排泄之前会持续地在体内堆积下去。

体内堆积量一旦达到一定量，有时就会引起过敏和花粉症等症状。

由于沉寂的时间很长，所以我们在没有察觉其有害性的情况下，一直在用这些日用品。我们的身体从洗发液和护发素、化妆品等多种日用品中吸收很多种有害化学物质，然后在体内遭受多重污染的情况也是存在的。一旦出现这种情况，想要确定污染由哪种物质造成就变得非常困难。

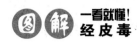

我们的身体从洗发液和护发素、化妆品等多种日用品中吸收多种有害化学物质，然后在体内蒙受复合污染的情况也是存在的。

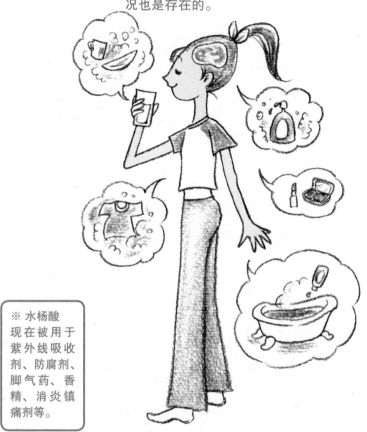

※ 水杨酸现在被用于紫外线吸收剂、防腐剂、脚气药、香精、消炎镇痛剂等。

血液中检测出化学物质

厚生省研究小组，检测出很高浓度

从化妆品等进入体内？

酸。这两种物质在全身血液中以高浓度存在被发现尚属首次。

虽然每种物质都没有被环境厅指定为环境激素，但尤其是尼泊金甲酯被怀疑存在内分泌扰乱作用，中泽主任研究员表示，「今后有必要调查尼泊金甲酯与身体异常等间的关系」。

一般认为，人体从室内空气中吸入对二氯苯。另外，尼泊金甲酯不光被用于洗发液和化妆品等，还被添加在酱油等食品中用作防腐剂。

生省的『关于内分泌扰乱化学物质（环境激素）被吸入胎儿、成人等的调查研究小组』的调查研究小组（主任研究员：中泽裕之·星药科大学教授）在对血液进行分析的过程中发现，对二氯苯和对羟基苯甲酸的浓度高达环境激素的10倍到100倍。

本月2日，厚生省的『关于内分泌从被调查的60名成人的血液中都检测出了对二氯苯，平均值为14 ppb，最高值超过了200 ppb。此外，对羟基苯甲酸也被从大多数成人身上检测出来，浓度为18～72 ppb。

现，从人的血液中检测出用于衣物防虫剂和防臭剂的化学物质对二氯苯，而且浓度相当高。研究小组还检测出广泛用作化妆品和食物等的防腐剂的尼泊金甲酯（对羟基苯甲酸甲酯）的代谢物——对羟基苯甲酸。

摘自1999年8月3日《朝日新闻》报道

有害化学物质堆积在哪里？

> 有害化学物质很多都易溶于油脂当中，会堆积在皮下脂肪。剧烈的减肥会使脂肪减少，造成毒物在血液中泛滥。

有害化学物质会堆积在脂肪里。剧烈的减肥十分危险

日用品中使用的石油化学物质和农药、杀虫剂以及二噁英等环境中的化学物质具有脂溶性，也就是易溶于油脂的属性。

以《沉默的春天》闻名的蕾切尔·卡森女士在其著作中有这样的报告，在用农药打理草坪的过于肥胖的男性，刚一减肥就突然出现了中毒症状。据说对该男性的脂肪进行分析后，检测出了农药。该男性通过减肥减轻了体重，但由于脂肪减少，导致一直堆积在脂肪中的农药没有了去处，于是就漫溢到了血液中。过于肥胖的人短时间内减掉很多体重是十分危险的。

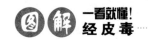
脑由脂肪构成

人类的脑 60% 由神经细胞膜等脂肪构成。因此，脂溶性有害化学物质进入体内的时候，千百亿个脑细胞都容易受到影响。

本来脑当中有一个叫作血脑屏障的关卡，能够防止造成大脑混乱的物质的侵入，但是化学物质会溶解在脂肪里，隐身侵入脑内。

一般认为，控制智能、学习、记忆、注意力、集中力、心情等的神经传导物质也会受到有害化学物质的影响。

特别是，脂溶性化学物质最容易堆积在婴幼儿的脑中。近些年儿童多发自闭症、学习障碍、多动症、适应性障碍等。我非常担心，在脑形成过程中，有害化学物质可能会对正常生长发育造成阻碍，对广泛而复杂的神经功能造成影响。

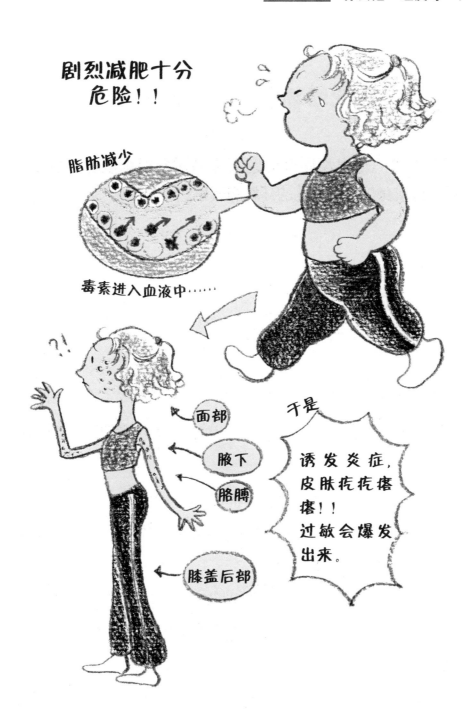

剧烈减肥十分危险！！

脂肪减少

毒素进入血液中……

面部

腋下

胳膊

膝盖后部

于是

诱发炎症，皮肤疙疙瘩瘩！！过敏会爆发出来。

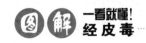
进入体内的化学物质有何不良影响？

进入体内的化学物质有滞留在体内诱发癌细胞的致癌物质、造成身体机能紊乱的环境激素等。

中毒症状与过敏症状

物质的毒性直接作用于脏器和器官，从而造成不良影响的化学物质一旦被身体吸收，首先容易以症状显露出来的有中毒症状和过敏症状。

身体对化学物质的毒性产生急剧反应的时候会出现中毒症状。体内生成的抗体物质一旦发生过敏反应，就会出现过敏症状。

这些症状因物质自身的特性和吸收量、浓度的不同而出现不同的反应。当然根据吸入者的体质和身体状态，症状的程度也会有所不同。

经皮吸收的情况下，由于是经过一些时间缓慢堆积于人体的，所以有时堆积到一定量，症状突然就会显现出来。

致癌物质与环境激素

致癌物质是被吸入体内以后，在其滞留的部位诱发细胞癌变的物质，是一种造成癌症的化学物质。在我们身边有100多种化学物质被怀疑有致癌性。

环境激素正式来说是一种被称为"内分泌扰乱化学物质"的物质。从外部侵入的有害化学物质在体内作为内分泌作用，发挥近似激素的作用，从而导致身体调节机能发生紊乱，诱发各种各样的身体损害。尤其是一旦引起脑部功能障碍，那就糟糕了。

现在约有70种化学物质被怀疑是环境激素，但还没有明确得到验证。具有代表性的就是二噁英。其内分泌扰乱作用，有对地球上所有生物造成不良影响的危险性。

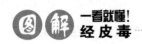
公布出来的环境激素对野生动物和人的影响

	生 物	国 家	影 响	原因物质
贝类	疣荔枝螺 凤螺 马蹄螺 蛾螺科	日本 新加坡 马来西亚 印度尼西亚	雌雄同体、个体数量减少 雌雄同体、个体数量减少	有机锡化合物？ 有机锡化合物
鱼类	虹鳟鱼 拟鲤 （鲤鱼的一种） 鲑鱼 鲤鱼	英国 英国 美国 日本	精巢发育迟缓 精巢发育迟缓 甲状腺异常、个体数量减少 雄鱼精巢异常	壬基酚？ 壬基酚？ 不明 不明
爬虫类	鳄鱼	美国	雄性阴茎短小 孵化率下降，个体数量减少	DDT 等农药？
鸟类	美国灰背鸥 灰背鸥 白头海雕 燕鸥 海鸥 丘鹬 雀鹰 鱼鹰 秃鼻乌鸦 欧鸻鹬	美国 美国 美国 美国 英国 美国	雄性的雌性化，个体数量减少 雌性的同性恋现象 甲状腺异常 孵化率低下 雄性的雌雄同体 产卵数减少，繁殖期延迟 卵出现小型化等异常	不明 DDT？ PCB 或 DDT？ PCB 或 DDT？ DDT
哺乳类	水獭 水貂 佛罗里达豹 人类	美国 美国 全世界	个体数量减少 雄性精子减少，隐睾症 血中雌性激素增加 生殖器畸形（DES）、精子数量减少、子宫内膜异位症、乳腺癌、性早熟、男性不育、特异反应性疾病、多动症、精神迟钝疾病增加等	PCB？ 农药？ 二噁英、PCB 等

参考：《日本通产省委托调查报告书》/立花隆《环境激素入门》等

"经皮毒"可怕吗？

地铁沙林事件让我们认识到有害化学物质的毒性有多么可怕，也让我们明白接触到被污染衣物而中毒的"经皮毒"的恐怖。

让人了解到有害化学物质可怕之处的地铁沙林事件

1995 年 3 月 20 日，在东京发生了让人们普遍认识到化学物质的残暴性的事件。在奥姆真理教团伙制造的地铁沙林事件当中，许多人失去了生命，如今依然有很多人因在该事件中受重伤而备受煎熬。

沙林这种剧毒化学武器导致多达数十人一瞬间就失去了生命，地铁沙林事件成为向世人昭示有害化学物质毒性可怕之处的稀有案例。

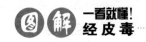
接触被污染衣物而中毒，"经皮毒"二次受害的恐怖

在这一地铁沙林事件中，不仅是在现场直接遭受伤害的人们，事件发生数天后，一部分受害者的家人相继出现轻度眩晕和麻木等沙林中毒症状。

人们一般认为，这是接触到受污染衣物的家人和医务工作者通过经皮吸收，而引起了中毒症状，从而造成了二次受害扩大的结果。

难以找到因果关系的"经皮毒"

例如在和歌山发生的毒咖喱事件和疯牛病（BSE）、禽流感等，让我们明白了"经口吸收"的可怕，以及食品安全管理的重要性。

近年来备受关注的石棉伤害让我们明白了通过"吸入"将有害物质吸收到体内的危险性。

二者因果关系都很清楚，所以尽管时机有所延误，但事件发生后政府采取了相关处置措施。

与此相比，"经皮吸收"是通过日用品让有害化学物质一点一点在人体内堆积，所以所发疾病与原因之间的因果关系难以找准，处置措施容易陷入滞后。

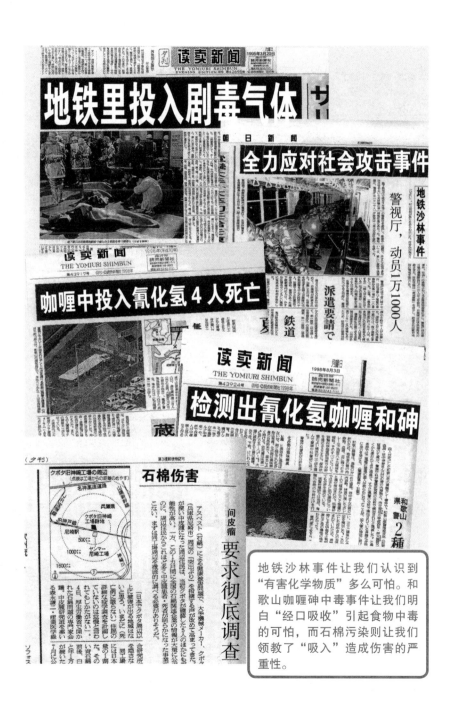

地铁沙林事件让我们认识到"有害化学物质"多么可怕。和歌山咖喱砷中毒事件让我们明白"经口吸收"引起食物中毒的可怕，而石棉污染则让我们领教了"吸入"造成伤害的严重性。

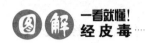

"经皮毒"和疾病有什么关系？

经皮吸收到体内的有害化学物质，在没有自觉症状的情况下长期静静地堆积，有一天突然开始显现出疾病症状。

如果频繁出现花粉症症状和手变粗糙的话，需要格外注意

我们每天使用的日用品中含有许多提炼自石油的有害化学物质。然而，即便经皮吸收的化学物质经皮毒化并诱发疾病，也会由于原因物质与形成身体损害的过程并不明确，所以在不违反安全标准的情况下，被源源不断地制造成商品。

"经皮毒"以不显露自觉症状为特征，所以在毫无觉察的情况下一点一点在体内积累，很长时间都不会被排泄出去，一直在体内循环。

忽然开始出现花粉症，或是对平日里使用的化妆品产生过敏，抑或洗涤剂造成手部粗糙加重了的话，很有可能是体内已经一直

在沉积有害化学物质，要格外注意。

● 在过敏疾病中扮演的角色

我们把引起过敏反应的抗原物质称作过敏原。何种物质成为过敏原因当事人体质不同而不同。我们身边的日用品里含有众多过敏原，所以对于过敏体质的人来说，这种产品本身就会变成引起过敏的导火索。患有特异性皮炎和接触性皮炎等皮肤疾病的人因为皮肤屏障功能下降，会使过敏原更容易侵入体内。

● 在妇科病中的角色

日用品和妇科病之间的关联性正在成为问题。这是由于我们正在危险状态下使用可能起到环境激素、雌性激素（女性激素）作用的化学物质。近几十年来，受月经异常、早熟倾向、早发性绝经、不孕症等困扰的女性非常多，子宫内膜异位症和子宫肌瘤患者的年轻化令人不寒而栗。

● 对脑的影响

人脑的 60% 由脂肪构成。具有易溶于脂肪属性（脂溶性）的有害化学物质一旦被身体吸收，一般认为脑细胞也有遭受其影响的可能性。越来越多的研究指出学习障碍、多动症、自闭症、适应障碍等的发生与有害物质有关。

● 致癌性

月桂醇硫酸酯钠等合成表面活性剂是用来促进多种化学物质

"经皮毒"以不显露自觉症状为特征，所以
在毫无觉察的情况下一点一点在体内积累，
然后忽然有一天，开始显现疾病症状。

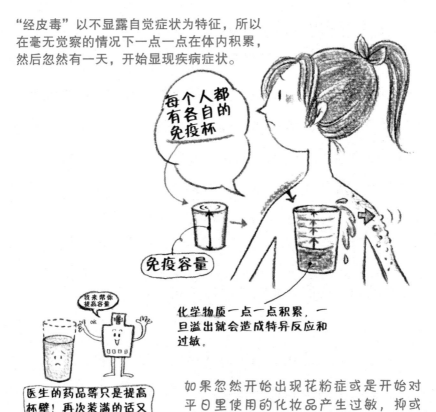

化学物质一点一点积累，一
旦溢出就会造成特异反应和
过敏。

如果忽然开始出现花粉症或是开始对
平日里使用的化妆品产生过敏，抑或
洗涤剂造成手变得严重粗糙，那就要
格外注意了！

经皮吸收的物质。侵入皮下组织并长期残留，就有诱发皮肤癌，

或是在其他脏器也诱发癌症的可能性。

一般认为，这是造成子宫癌、乳腺癌、前列腺癌等逐年增加

的原因。

原来"经皮毒"是造成过敏的原因？

日用品中含有的有害化学物质经皮肤吸收后，会引起过度的免疫反应=过敏症状。

什么是过敏？

花粉症、特异性皮炎、支气管哮喘、化学物质过敏症、食物过敏等全都是被称作免疫反应的过敏症状的一种。这些过敏疾病的患者正在逐年增加。

所谓免疫反应，是生物体拥有的对于异物的防御反应之一。免疫反应当中将从外部侵入体内的异物称为抗原。而将生物体为对抗抗原制造出的物质叫作抗体。创造出抗体，为了保护身体而发挥作用的免疫反应叫作抗原抗体反应。

抗体要么中和抗原拥有的病毒性，要么与其他物质结合在一起破坏抗原，要么调动能够吃掉抗原的噬菌细胞等。

制造抗体的是叫作淋巴细胞的一种白细胞。淋巴细胞一旦发现侵入体内的抗原，就会激活并制造出抗体。

这种免疫反应一旦出现异常便会发生过敏。原本抗体被制造出来是为了破坏抗原，可是抗体中只有 IgE 这种抗体，不仅会攻击抗原，还具有连生命体也一并伤害的作用。

"经皮毒"会促进过敏发生

事实上，洗涤剂和日用品中使用着合成表面活性剂和溶解辅助剂等促进化学物质通过皮肤吸收的物质。本来是为了去除皮肤和头发上的油和脏东西而加入的成分，却是"经皮毒"。

过敏体质者一旦不注意，每天连续使用含有这些物质的日用品，身体不久就会产生 IgE 抗体，发生过度的免疫反应，出现过敏症状。

其结果就是，出现打喷嚏、流鼻涕、鼻塞、荨麻疹等过敏症状。甚至还会出现哮喘发作和过敏性休克等最严重的过敏反应，有时会出现呼吸困难、低血压、全身痉挛、意识丧失等休克症状。严重的时候甚至会造成死亡，必须多加注意。

尝试替换使用安全的日用品

最近，有的产品开始尽可能不使用合成表面活性剂和溶解辅

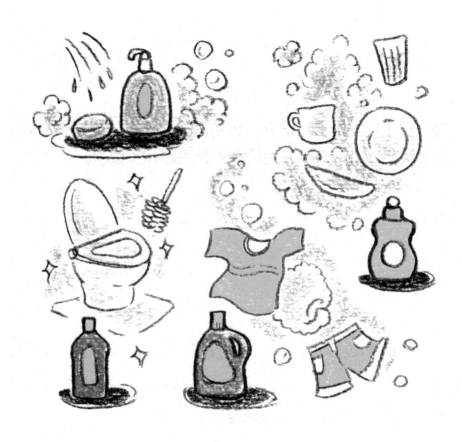

助剂，因为二者会促进化学物质和经皮吸收，从而引起过敏。建议你尝试换一下厨房用洗涤剂、洗衣用洗涤剂、洗发液、护发素、泡澡剂、洁厕剂等用水场所的产品。

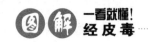
什么是"过敏原"?

我们将食物、植物、动物、日用品、医药品等，在有的人身上引起过敏反应的成为抗原的物质叫作过敏原。

在体内变成有害物质

对我们来说，离身边最近的过敏原恐怕就是螨虫了。还有，作为宠物养的猫和狗、仓鼠等的毛与排泄物、蟑螂的粪便、杉树花粉等也是在生活中经常看到的过敏原。

哮喘与特异性皮炎是在多种过敏原作用下发病的疾病。过敏原的组合存在个体差异，并非有一定的法则。

患上特异性皮炎的人，皮肤的屏障功能下降，螨虫和宠物的毛、排泄物等从皮肤侵入，成为过敏原，比健康的人更容易生成 IgE 抗体。

过敏是一种生活习惯病

在我们身边，很可能引起过敏症状的物质正在泛滥。

食材、农药·杀虫剂、塑料、重金属（铅、水银、镉、镍等）、室内灰尘、花粉等。这些物质每天正在无法避免地持续侵入我们的身体。

该种物质是否成为过敏原存在个体差异，但是以前一直没有过敏症状的人有时也会忽然有一天开始出现过敏反应。这是因为过敏具有将造成过敏的物质反复吸入体内然后出现症状的属性。

日用品所含有害化学物质在其作为过敏原的危险性不被知晓的情况下，每天被坚持使用，并且每天都在被身体吸收。

有害化学物质是从母亲传给胎儿的"继承性毒性"

我们可以认为，儿童多见的哮喘和特异性皮炎，可能是由于儿童在胎儿期的时候在母亲胎内吸收了有害化学物质，由此造成了免疫系统本身的异常。

胎儿不具备防御有害化学物质侵入的本领，正在非常细微地形成身体的各个器官。

可以认为，一旦从母亲身上继承了有害化学物质，就会对出

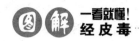
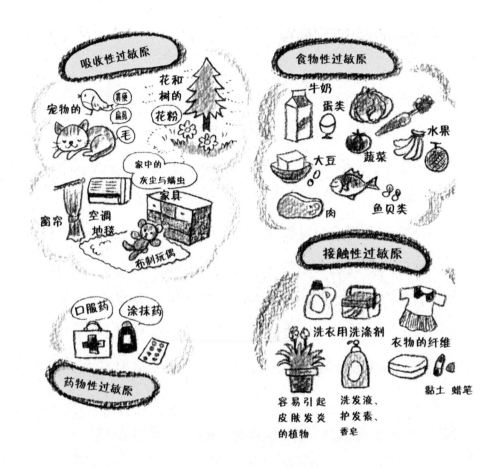

生后发生过敏性疾患与其他疾病、障碍产生巨大影响。

所谓的继承性毒性，指的是由母亲传给孩子，再由孩子传给孙子辈，再由孙子辈传给重孙子辈的毒性，与遗传不同，并非会出现相同的反应。

"经皮毒"与妇科疾病有关系吗？

患有子宫肌瘤和子宫内膜异位症的年轻女性正在增加。这是环境激素造成月经周期和生育机能紊乱的结果。

作为环境激素残留在体内

我们每天使用的日用品中含有的有害化学物质可能引起妇科病与痛经，关于这一点，相信大家从笔者在本书开头讲述的自身体验就能有所了解。

不光合成表面活性剂，所有化学物质皆是如此，一旦被吸收到体内，就有可能变成一种叫作环境激素的物质残留在体内。

合成表面活性剂的组成成分中，被称作壬基酚、2－异丁基苯酚的物质已经被认定为环境激素。

环境激素的问题在于化学物质会诱发近似生命体的激素的作用，从而打破生物体的激素平衡，给人与野生动物带来严重的健康损害。

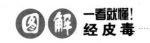

环境激素会破坏生态系统

据说表现出与女性激素，即雌激素相似作用的物质尤其会破坏生态系统。

流入河流与海洋中的环境激素堆积在生息于其中的动物体内，随后通过食物链造成鱼贝类畸形和受精率下降。有报告指出，受环境激素影响，生活在多摩川的雄鲤鱼有 70% 正在雌性化。

洗发液与子宫内膜异位症有关？

近年来，年轻女性中患有子宫肌瘤和子宫内膜异位症的人正在逐年增多。以前很少见的发生在十几岁孩子身上的发病率也在急剧增加。据说日本全国现在有超过 12 万名子宫内膜异位症患者在接受治疗。潜在的患者人数恐怕会是这一数字的数倍。

可以认为，这些症状也由环境激素当中的雌激素引起，造成了月经周期和生育机能的紊乱。

虽然其原因也许不仅限于洗发液与护发素中含有的环境激素，但是考虑到经皮吸收的危险程度，洗发液与护发素很有可能是造成该种情况出现的一个原因。

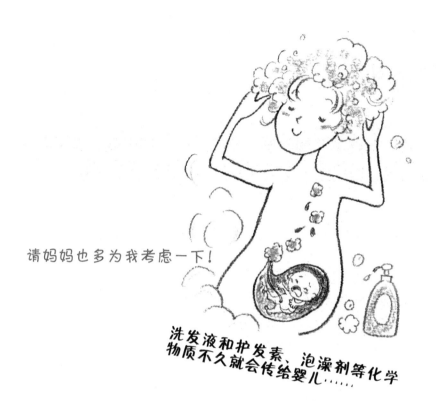

请妈妈也多为我考虑一下！

洗发液和护发素、泡澡剂等化学物质不久就会传给婴儿……

此外，合成表面活性剂还具有杀死精子的作用，所以也被用于避孕器具。尽管该种物质与男性的无精子症和不育症的关联性尚未查明，但我们似乎可以说，无精子症的发生和畸形婴儿的出生等也很有可能是在此种环境激素影响下引起的。

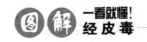
对脑也有影响吗？

> "经皮毒"与阿尔茨海默病、帕金森病、抑郁症、学习障碍、多动症、自闭症、适应障碍等脑部疾病存在关联。

脑的 60% 是脂肪成分

人脑 60% 由神经细胞膜等脂肪成分构成。因此，脂溶性有害化学物质一旦被身体吸收，脑细胞就容易受其影响。

近年来，除了随着衰老增加的阿尔茨海默病以外，明显与衰老的发病原因不同的青壮年认知症（痴呆）、帕金森病等等，令人忧虑的脑部疾病正在不断增加。

抑郁症、儿童的学习障碍、注意力缺陷多动症、自闭症、适应障碍等作为精神压力大的现代社会病而为人们所熟知，这些疾病也被人们认为可能是一种脑部障碍。另外，与身体老化造成的认知症（痴呆）和衰老不同的青壮年认知症也包含在其中。

脑具有复杂的结构和功能，因此有许多原理尚未解开，所以现状是治疗症状的特效药还没有被开发出来。

环境激素是造成异常行为的原因？

最近，小学生绑架或杀害幼儿的事件增加，我们开始听到很多与儿童们有关的悲惨新闻。

儿童们的生活态度、家庭环境、学校生活等各方面的原因都成为检验的对象，但加害者儿童周边的人经常评价其为"很普通的孩子……是个好孩子"，似乎还有很多情况我们尚不知晓其明确的动机和原因。

可以想到的一个原因是，最近的儿童无法自控。听说"容易暴怒"的儿童也在增加。不光是儿童，大人身上也出现了虐待幼儿和家庭暴力等各种异常的行为。

脑专家们指出，由于暴露在某种环境化学物质中，肩负下一时代重任的儿童们可能会在本来应该正常发育的胎儿期脑神经发育的某个阶段，脑功能出现异常，从而造成儿童智力低下，或是有可能出现各种各样的异常行为。

可以认为，可能是在激素类干扰作用下，后天引发了发育障碍。

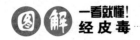

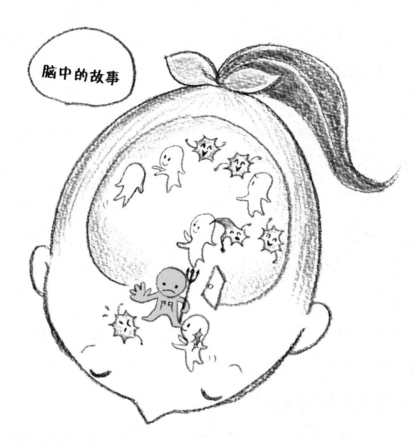

脑中的故事

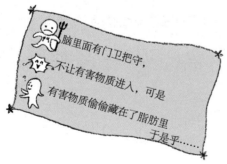

脑里面有门卫把守，
不让有害物质进入，可是
有害物质偷偷藏在了脂肪里
于是乎……

对儿童脑神经类疾病的影响是？

日本厚生劳动省2002年的调查结果显示，20个小学生当中有一人存在学习障碍，40个人当中有一个患有注意力不足多动障碍。

儿童脑神经类疾病的增加

　　相关报告显示，美国全国从 20 世纪后半叶开始呈现增加趋势的现象是，18 岁以下 17% 的儿童存在行动障碍、精神症状等问题。特别是患有学习障碍（LD）、注意力不足多动症（ADHD）、自闭症等的儿童正在增加。

　　日本厚生劳动省 2002 年的调查结果也显示，小学生每 20 个人中有一个人有学习障碍，每 40 个人中有一个人存在注意力不足多动障碍。也有人指出，在教学一线这一数字会更多。据说患有自闭症的儿童也在不断增加。

　　我们可以认为，儿童们的这些行动障碍是脑内的血清素和多

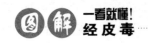
巴胺等神经传导物质减少，导致脑内化学物质未能正常分泌及传导的结果。

近年来，相关研究指出，环境激素的影响是导致儿童行为障碍增加的原因。具体来说就是农药和大气污染、塑料制品的泛滥、工厂废水、日用品等含有环境激素的有害化学物质。

隐藏在便利店便当（即食快餐）里的环境激素

桶装方便面与便当的容器当中使用的发泡聚苯乙烯由环境激素的一种——聚苯乙烯树脂这种材料制成的。这种聚苯乙烯树脂中含有的苯乙烯（单体）和苯乙烯（二聚体）有环境激素的嫌疑。这种苯乙烯有一被放到高温环境中就容易溶出的属性，我们在往桶装方便面里倒入热水，或是在加热便当的时候，苯乙烯都有溶出的可能。

一体化浴室也使用了用聚苯乙烯制成的塑料。据说苯乙烯在50摄氏度左右就会溶出，在泡澡温度条件下有可能也在溶出。

泡澡时皮肤表面温度很高，人的皮肤有一张榻榻米大小的表面积，这时泡澡剂等中含有的丙二醇这一溶解剂一旦发挥作用，经由皮肤的吸收率就会提高。

学校供给伙食和员工食堂等使用的餐具的素材有聚碳酸酯，

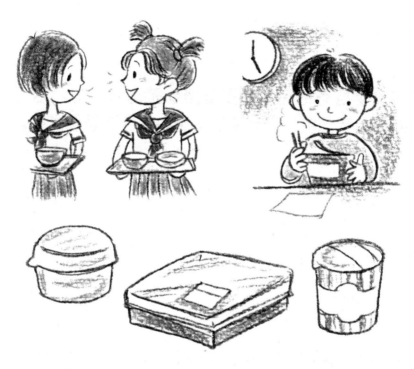

桶装方便面与便当的容器中使用的发泡聚苯乙烯由环境激素之一——聚苯乙烯树脂这种材料制成。

其中含有的双酚 A 也是有雌激素作用的环境激素。

在使用小白鼠做的实验中，据说让怀孕中的母白鼠摄入双酚 A，分娩以后继续给出生的小白鼠喂食双酚 A，其脑中的血清素和多巴胺这两种神经传导物质都减少了。据说神经传导物质一减少，就容易患上抑郁症、精神分裂症、帕金森病。

苯乙烯和双酚 A 被用在生活中我们每天接触的产品中。

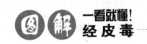
与癌症也有关系吗？

日用品中含有的化学物质很多都是脂溶性的，堆积在皮肤细胞和乳房、子宫等的脂肪内，容易诱发癌症。

患皮肤癌的危险性

洗发液和护发素、洗衣用洗涤剂和柔软剂中不仅含有合成表面活性剂和溶解辅助剂、保鲜剂等过敏原物质，还含有环境激素和致癌物质。

有害化学物质之所以为人们所忌惮，是因为其多为脂溶性物质，我们可以认为，一旦像日用品那样每天使用，并持续经过皮肤被人体吸收，有害的化学物质就会长期残留在皮下的脂肪组织中，从而有诱发皮肤癌的可能性。

尤其是患过特异性皮炎和接触性皮炎的人，由于皮肤屏障变得非常脆弱，所以一旦过度受到紫外线照射，就会诱发皮肤病，进而有患上皮肤癌的危险性。

1980 年，南极上空的臭氧层遭到破坏，这之后进入地球的紫外线的量就在大幅增加，据说全世界皮肤癌患者正在不断增加。在美国，据说比起 20 世纪 30 年代，皮肤癌患者大约增加了 10 倍（150 人中一个人的比例）。

偏好化学物质的外星人

加拿大生物学者哈尔达·R·克拉克博士的著作《用草药完全治愈癌症》一书中出现的布氏姜片吸虫，据说通常寄生在肠内，但是体内有异丙醇的人就会使它固定在肝脏上，诱发癌症。博士断言，癌症患者体内百分之百既有异丙醇又有吸虫的存在。我们每天使用的日用品中，含有大量石油类的化学物质。可以说经皮吸收并储存在脂肪内的化学物质对布氏姜片吸虫来说是再合适不过的环境。近年来，癌症患者猛增，有必要调查一下此种情况与日用品的因果关系。

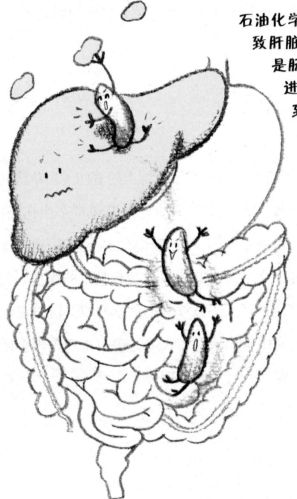

石油化学物质的存在导致肝脏功能低下，于是肠内的吸虫就会进入肝脏，游走到全身。

石油化学物质

　+

吸虫

　=

癌症？！

第 2 章

日用品中泛滥的
有害化学物质

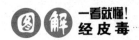
每天使用的日用品哪里有问题？

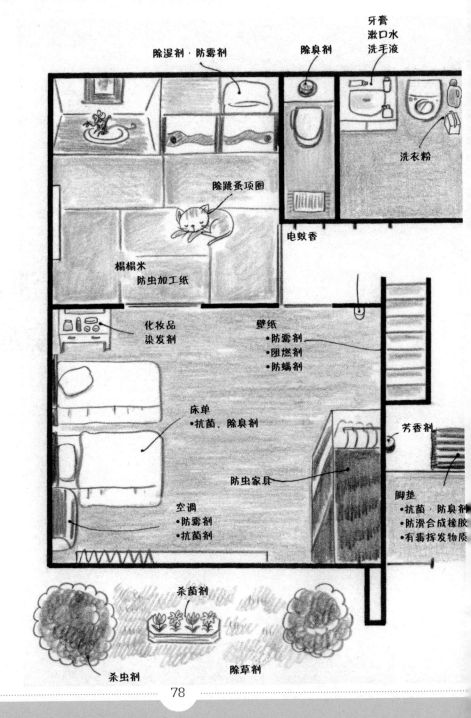

除湿剂·防霉剂

除臭剂

牙膏
漱口水
洗手液

洗衣粉

除跳蚤项圈

电蚊香

榻榻米
防虫加工纸

化妆品
染发剂

壁纸
•防霉剂
•阻燃剂
•防螨剂

床单
•抗菌、除臭剂

芳香剂

防虫家具

脚垫
•抗菌·防臭剂
•防滑合成橡胶
•有毒挥发物质

空调
•防霉剂
•抗菌剂

杀菌剂

杀虫剂

除草剂

为了实现既方便又便宜的目标，众多石油化工产品被人们开发出来，并且正在住宅和日常生活中泛滥。

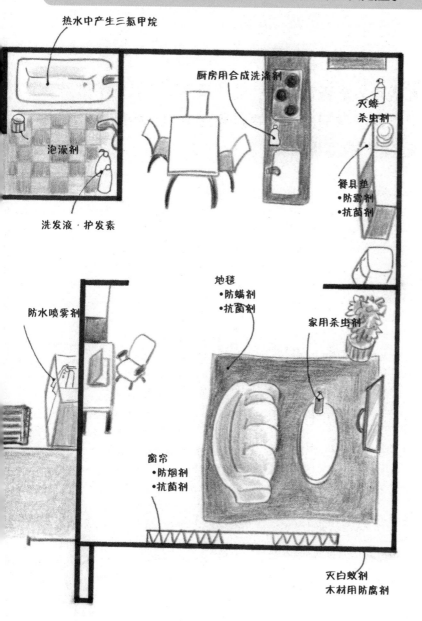

热水中产生三氯甲烷

厨房用合成洗涤剂

灭螨
杀虫剂

泡澡剂

洗发液·护发素

餐具垫
•防雾剂
•抗菌剂

防水喷雾剂

地毯
•防螨剂
•抗菌剂

家用杀虫剂

窗帘
•防烟剂
•抗菌剂

灭白蚁剂
木材用防腐剂

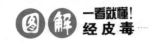
我们该对哪些东西多加注意？

我们每天都在吸收大量有害物质，在此条件下，我们十分有必要对自己能够注意的东西，特别是对成为"经皮毒"的日用品的安全进行核实确认。

该从何处着手？

在我们每天吸收的众多有害物质当中，汽车尾气和自来水中含有的氯，从化学物质已渗入土壤的田地里收获的蔬菜，在被污染了的海里捕捞上来的鱼贝类，餐厅和宾馆、旅馆等提供的饭菜的食材等，即使我们自身想要回避，也是无法加以选择的。一旦我们拒绝，恐怕就真的没有办法在这个地球上生存了。

绝不要就这么放弃，笔者认为避免使用含有"经皮毒"有害化学物质的日用品，而改为选用安全产品真的十分重要。

从身边的日用品开始严格检查

首先有必要着手去做的是，将洗发液、护发素、沐浴液、牙膏、泡澡剂、厨房用洗涤剂、洗衣用洗涤剂等家庭内用水之处所用产品替换成安全的产品。

这些产品当中大部分都使用了从石油中提炼出来的合成表面活性剂。合成表面活性剂具有破坏皮肤表面细胞，使其他化学物质更容易渗入肌肤的作用。

此外，这些产品当中除了合成表面活性剂以外，还含有防腐剂、香精、着色剂等有害合成化学物质。据说经由皮肤吸收的化学物质的数量超过十余种。

与此同时，还要注意化妆品和护肤产品。这些东西中也添加了合成表面活性剂、湿润剂、发泡剂、保湿剂、防腐剂、杀菌剂、抗氧化剂、香精、着色剂等。有害化学物质有可能引起皮肤损害和过敏症状，甚至有的还已被认定为致癌物质和环境激素。

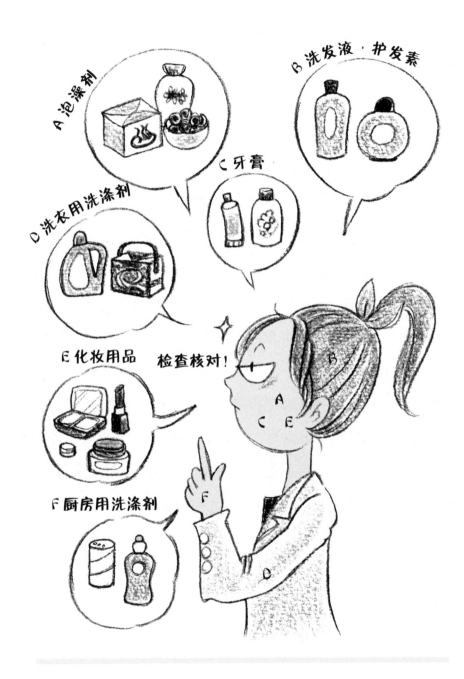

洗发液会损害头发吗？

市面上销售的洗发液中不仅含有合成表面活性剂，而且使用了比厨房用洗涤剂还要多的有害化学物质。

洗发液容易通过皮肤被身体吸收

市面上销售的洗发液中使用了月桂醇硫酸酯钠、十二烷基醚硫酸盐等合成表面活性剂，并且大部分产品中都含有帮助化学物质侵入人体的搬运工——丙二醇和用于保鲜的乙二胺四乙酸盐、苯甲酸等。

有的产品为了提高使用效果而强调含有天然成分，但是为了辅助该效果，有时似乎还添加了化学物质。

另外，作为乳化剂使用的化学物质中，据说有的还会与洗发液中含有的杂质发生反应，生成致癌物质亚硝基化合物。

头皮角质层很薄，是容易经皮吸收的场所。一旦头发接触到表面活性剂和丙二醇，皮肤屏障就会遭到破坏，致使其他有害化

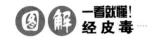

学物质都可以简单渗透进去。

我们每天就是在如此反复地、持续地积累着有害化学物质。

不要被头发的光泽与柔顺欺骗……
毛发也是有损伤的

电视广告里经常有模特唰地一甩亮泽长发的画面。我也会禁不住被吸引。

由于用起来很见效，所以感觉像是角质层变得光滑了似的，但其实是用蜡质层将角质层包起来，所以才让人感觉起来像是柔顺的秀发。

事实上，含有合成表面活性剂的洗发液不光对头皮、还会给毛发带来损伤。被称为角质层的毛发细胞一直在进行呼吸，涂上蜡质层以后呼吸就无法进行了。不久营养就无法运输到角质层，导致光泽消失，头发变成褐色，还会变细，造成脱发。

造成头屑、瘙痒、脱发的原因

据说用过洗发液以后，如果不仔细清洗头发，合成表面活性剂就会堵在发根周围，从而容易引起湿疹。

似乎把头屑、瘙痒、脱发、疮痂等原因归结为精神压力的人不在少数，然而首要原因或许是化学物质。

我尝试使用不含合成表面活性剂的洗发液以后，头屑与瘙痒就完全消失了。我的好朋友头皮的状态恢复健康，头发也长了出来。更让人羡慕的是她的头发变黑了。

合成表面活性剂：
月桂醇硫酸酯钠（SLS）、月桂醇聚醚硫酸酯钠等

保湿剂·乳化剂：
丙二醇（PG）、二乙醇胺（DEA）等

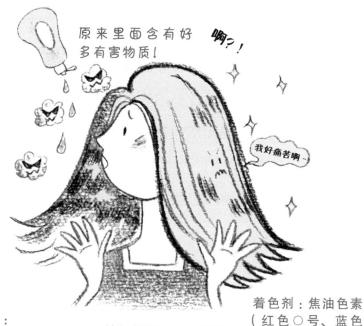

原来里面含有好多有害物质！

啊？！

我好痛苦啊

防腐剂：
苯甲酸、苯甲酸盐等

抗氧化剂：乙二胺四乙酸、乙二胺四乙酸盐（EDTA）等

着色剂：焦油色素（红色○号、蓝色○号等）

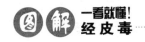
护发素也会损伤头发吗？

护发素中使用的阳离子型表面活性剂比洗发液中使用的合成表面活性剂威力还要大，对身体有害。

护发素的香味是合成化学物质

护发素中配有的合成表面活性剂为了增强使用效果，使用的是叫作阳离子型表面活性剂的杀菌剂、防静电剂、柔顺剂，比洗发液中使用的合成表面活性剂威力还要大，是往往显示出强烈有害作用的化学物质。

不仅如此，香精和着色剂使用的也是由合成化学物质提炼出来的物质。

我从前特别喜欢护发素的香味，选用的一直是自己喜欢的香味的护发素。为了保留香味和湿润感，我有时用完护发素都不怎么用清水冲洗。于是我的头发变得又薄又细，可我万万没有想到这竟然是由护发素引起的。

护发素按理说应该是为我们保持头发干爽亮泽的，却是造成头发变细、发根脆弱及脱发的原因，这简直让人难以想象，但真的应该加以注意。

洗发液·护发素中含有的环境激素是导致子宫内膜异位症的原因？

洗发液与护发素在危险状态下使用，有可能属于环境激素或具有雌激素作用的化学物质。具有雌激素作用的环境激素会引起动物雌性化，据说这已被相关研究证实，据称一般有可能对女性的月经周期和怀孕、生育造成影响。

如果对怀孕、生育有影响，当然能够想象出对母亲肚子里的胎儿也会有影响。例如近年频繁发生与生育有关的事故：不孕症、早产、畸形儿出生、死产等。顺利出生的儿童身上也有可能存在先天性的障碍。

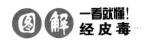

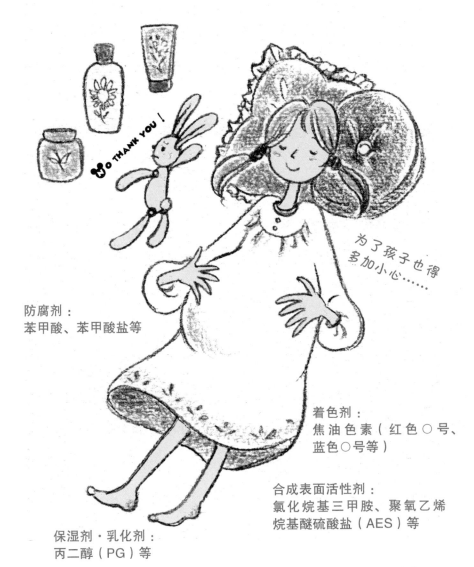

防腐剂：
苯甲酸、苯甲酸盐等

着色剂：
焦油色素（红色○号、
蓝色○号等）

合成表面活性剂：
氯化烷基三甲胺、聚氧乙烯
烷基醚硫酸盐（AES）等

保湿剂·乳化剂：
丙二醇（PG）等

洗发液与护发素使用的化学物质很有可能属于环境激素或具有雌激素作用，而且是在危险状态下使用的。一般认为有可能对女性的月经周期和怀孕、生育产生影响。

身体不会变痒吗？

沐浴皂与复合香皂脱脂力强，连必不可少的皮脂也会冲洗掉，从而造成皮肤的干燥与老化。

脱脂力强的沐浴皂

我们日常生活中的污渍很多都是油性物质，诸如汽车尾气、灰尘等。为了增强去除油污的洗涤能力，沐浴皂才使用了高浓度的合成表面活性剂吗？

脱脂力一旦过强，就会将重要的皮脂一并冲洗掉，因此有些人的皮肤会出现老年性干燥症（皮脂缺乏性湿疹）等症状。这等同于皮肤老化吗？

并且，沐浴皂中不仅添加了丙二醇等，还会加入防腐剂和香精。防腐剂中使用的苯甲酸与尼泊金甲酯，对皮肤有强烈刺激，所以有时会引起炎症。

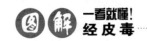
大部分香皂和沐浴液一样，都是由化学物质制成的

有人说"沐浴液危险，所以应用香皂"，然而市面上销售的大部分香皂不同于以往，都是含有多种化学物质的"复合香皂"。

有的读者也许知道，从前学校的水龙头上会挂有装在橘子袋里垂下来的、坚硬而有裂纹的香皂。没有使用化学物质的香皂就会变得那么坚硬，仿佛干枯了一样。

现在的复合香皂在合成表面活性剂与保湿剂的作用下，总有一种柔软的使用感受。甚至一旦放在温暖的澡堂，就会融化，变得软绵绵的。用起来的确很舒服，但成分与沐浴液相同。

你没有用力地搓洗吗？

我的熟人当中有一位经常抓挠身体。我问：为什么你要挠个不停呢？对方就会说痒得实在太厉害，没有办法，边说边给我看。皮肤由于挠得太重，变得乌黑而干燥。我又问：你没有打出很多泡然后用力去搓吗？对方回答泡沫不够多的话就没有洗过的感觉，不发出唰唰的声音就感觉不爽。当时的情形浮现在我眼前。

我让他用了一周安全的沐浴液，并且在起泡以后将泡泡放在

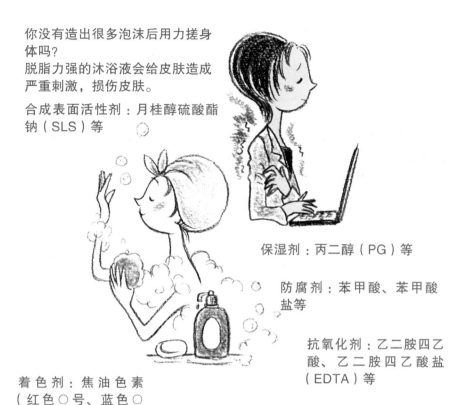

你没有造出很多泡沫后用力搓身体吗？

脱脂力强的沐浴液会给皮肤造成严重刺激，损伤皮肤。

合成表面活性剂：月桂醇硫酸酯钠（SLS）等

着色剂：焦油色素（红色○号、蓝色○号等）

保湿剂：丙二醇（PG）等

防腐剂：苯甲酸、苯甲酸盐等

抗氧化剂：乙二胺四乙酸、乙二胺四乙酸盐（EDTA）等

身上，然后用手洗，最开始对方说觉得恶心，但是变得不再瘙痒了，曾经变黑的肌肤也恢复了正常。

我现在时刻牢记使用不破坏角质层安全成分的沐浴液，并且不能用力搓洗。

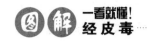
用泡澡剂就能消除疲劳吗？

能否消除疲劳要看用的人的感觉，不过更重要的是泡澡时使用的化学物质有被吸收到身体里的危险。

著名温泉的泡澡剂竟然是粉状的……

我从前特别喜欢用桃子香味和粉色的泡澡剂，尤其爱一边把圆形果冻状的球放在手心上偷偷地捏啊捏，一边把它溶化到澡盆里，然后再进去泡澡。

另外，在我感觉疲劳的时候，曾经在心里非常期待当晚使用著名温泉地名的泡澡剂，能让自己享受到泡温泉的感觉。

可是，我一直有一个朴素的疑问：怎样才能将温泉的天然成分做成粉末状呢？像制作盐一样，只要把温泉蒸发了，温泉成分就会留下来吗……

不过，这实在是一个天大的误解。大部分泡澡剂压根就和温泉地名一点关系也没有。市面上卖的泡澡剂的主要成分是碳酸氢钠（小苏打）。除此之外还加入了陈皮提取物、辣椒提取物等成分。

竟然有这么多化学物质

当然，其中还含有合成染色剂、保湿剂丙二醇、化学物质香精。有时还会加入水杨酸作为杀菌防腐剂。

合成染色剂会引起皮肤损害。丙二醇是从角质层吸收化学物质的搬运工。香精在泡澡时更容易经由黏膜被人体吸收、堆积，从而引起过敏。

相关研究已经发现水杨酸会诱发染色体异常，被禁止作为食品添加剂使用。

尽管在使用效果一栏写着"消除疲劳、湿疹、肩膀酸痛、怕冷症、神经痛、风湿、痔疮、痱子、冻伤、跌打损伤、挫伤"等，好像跟真正的温泉一样有效似的，但在我看来，上面写的就是"容易引起湿疹等皮肤损害、子宫内膜异位症等"。

对"经皮吸收"来说最糟糕的条件

泡澡的时候体温升高，角质层会变得柔软，并且全身都处于

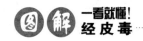

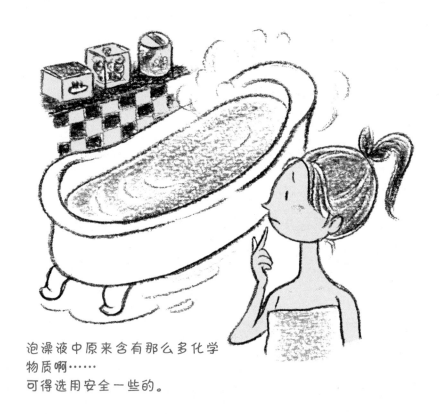

泡澡液中原来含有那么多化学
物质啊……
可得选用安全一些的。

泡在浴盆里的状态。在身体各部位当中，最容易经皮吸收的部位
就是性器官和肛门等，此时身体处于毫无防备的状态，化学物质
最容易侵入人体了。

　　就连健康的皮肤也会在杀菌剂和保湿剂等的作用下角质遭到
破坏，受到有害化学物质的侵害，皮肤比较弱的人和有特异性皮
炎、过敏症的人最好还是少用泡澡剂。

厨房洗涤剂会让手变粗糙吗？

市面上出售的厨房洗涤剂是用多种合成表面活性剂制成的。手变粗糙就是皮脂膜和角质层遭到破坏后的结果。

水丝蚓被溶解了

我曾经看过一段用来检验厨房洗涤剂洗涤能力的实验录像。你能想象出来，往合成洗涤剂里放入水丝蚓以后结果会怎样吗？我想到的是肯定会死掉。可是实验结果比我想的还要严重，因为水丝蚓被溶解，变成了橙色的液体。

水丝蚓和我们的身体相比大小虽然不一样，但是我们的皮肤也肯定同样地受到洗涤剂的溶解，想到这里我就觉得很害怕。

市面上出售的厨房洗涤剂的成分是？

市面上出售的厨房洗涤剂大部分是由几种合成表面活性剂

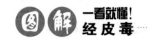
制作而成的复合洗涤剂。合成表面活性剂是一种破坏环境的有害化学物质，从经皮吸收的角度考虑的话，这是一种被称为细胞毒性的、对细胞膜的破坏作用最危险的障碍。

不光是表面活性剂自身的毒性，洗涤剂中使用的所有有害物质有可能都会从遭到破坏的细胞进入人体。

在用小白鼠做的实验当中，被涂抹合成洗涤剂的小白鼠当中，有的体毛脱落、皮肤红肿，有的出现肝功能和肾功能等内脏障碍，有的甚至死掉了。我们能够想到的是，从遭到破坏的皮肤细胞侵入人体的合成表面活性剂流入血液，到达内脏器官，把内脏细胞也破坏了。

人比小白鼠个头大，所以或许致死那么严重的症状不会马上出现，但"经皮毒"真的非常恐怖。

手出现裂口就是厨房用洗涤剂破坏了皮肤角质层的证据

你是否有过因为使用厨房用洗涤剂而手上出现裂口的经历？这是合成表面活性剂将身体屏障——皮肤的皮脂膜和角质层破坏的结果。可以说这是有害化学物质更加容易进入人体的一种表现。继续使用洗涤剂有可能引起过敏反应和特异性皮炎等。

那种认为每个人的手都难免变粗糙的想法是错误的。

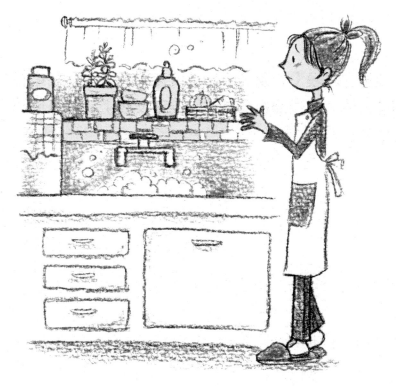

　　电视广告里有一段用厨房用洗涤剂清洗浑身沾满重油的水鸟的镜头。虽然我们必须救那只水鸟，但是市场上销售的厨房用洗涤剂当中也含有破坏皮肤细胞的有害化学物质，所以一旦给它选用的不是安全的洗涤剂，就有可能让它出现和小白鼠一样的多脏器衰竭的症状，那可就不得了了。我当时不禁大声喊了出来："海鸟会被毒死的！"

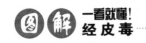
洗衣用洗涤剂也会经皮吸收吗？

洗衣物的时候没有清洗干净而残留在衣服上的化学物质会接触人体，通过摩擦和汗液附着在皮肤上，经过皮肤被人体吸收。

消除未干衣物臭味的杀菌剂是皮肤炎的诱因

洗的衣服未全干时令人厌恶的气味是合成洗涤剂的洗净能力不足造成的。据说之所以会有异味，是细菌以残留在衣服上的蛋白质等有机物质的污渍为食，不断繁殖并对有机物质进行分解后的产物散发出来的。为了消除这种令人不快的异味，市面上卖的洗衣用洗涤剂中添加了其他具有杀菌作用的化学物质。

当然，洗过的衣服上自然会残留未清洗掉的化学物质。很多因为特异性皮炎或过敏性皮炎等过敏的人，只要一接触这种衣服，瘙痒感就会增加，症状加重。

污渍并没有去掉，竟然是加入了荧光增白剂……

电视广告经常会强调衣服洗完以后非常白。我原以为洗得很干净，没想到竟是为了让人看上去很白而加入了作为荧光增白剂的有害化学物质。

有这样一个实验。在蒸肉包子的时候用刚洗完的毛巾盖在猪肉包子上。蒸完以后，把毛巾取下来，然后把肉包子用黑光灯一照会发现，荧光增白剂粘在了肉包子上，发着蓝光。我经常做这个实验。想到荧光增白剂就粘在我们的衣服上，同样的情况正在发生，你不觉得很恐怖吗？

据说荧光增白剂有在物体间转移的属性。如果转移并停留在衣服上，如果皮肤有伤或是有病，或者像婴儿那样角质层还很敏感的情况下，就有可能会出现障碍。

日本通产省禁止在洗药布、绷带、婴幼儿内衣、口水巾等的时候使用荧光增白剂。你以前知道有这样的规定吗？我是最近才知道的。

环境污染也令人担忧

合成洗涤剂在家庭废水中，是可以排在环境污染者首位的化

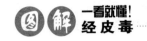

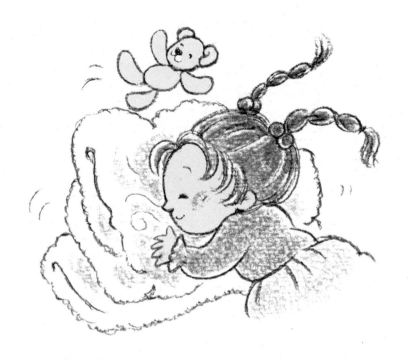

蓬松柔软，香气扑鼻——看上去让人心情舒畅的柔顺剂中添加有化学物质。我们大人要为孩子敏感的皮肤多多考虑。

学物质。被冲走的合成表面活性剂会流入湖泊和大海，造成水质污染。当然，对于生息于河流与海洋中的生物的生态系统也会造成恶劣影响。

合成表面活性剂中还有很多致癌物质和环境激素物质，通过食物链，最终还是会返回到我们身上，真的很可怕啊！

化妆品能让人变得漂亮吗？

化妆品里含有很多化学物质。有效成分大部分会停留在皮肤表面，而有害成分则会渗透进去，妨碍肌肤的健康。

化妆品中含有的化学物质一整天都附着在脸上

试想一下，为了让自己看上去更好看而在皮肤上涂抹东西的只有我们人类。作为生活必需品，化妆品有洗脸皂、化妆水、乳液、护肤霜等基础护肤品和彩妆、香水等。

最近，不光女性用化妆品，连男性和儿童用的化妆品也开始销售，符合流行时尚的色彩和香味、滋润和美白等产品功效、围绕效果和使用感受的竞争愈演愈烈。

化妆品的原料从大的方面可分为油脂成分和添加成分。油脂成分主要由椰子油、棕榈油、山茶油等构成。椰子油、棕榈油多用于化妆皂，山茶油多用于乳液、护肤霜等。

表面活性剂被作为乳化剂使用，其中包括名字很难记的强毒

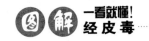

性合成表面活性剂——烷基苯磺酸（洗发液中使用的物质），还有作为湿润剂的丙二醇，以及发泡剂、保湿剂等。保湿剂中用的是甘油和山梨糖醇，最近转基因的骨胶原也大量出现在市场上。此外还会添加防腐剂、杀菌剂、抗氧化剂等。

这些物质经皮吸收后，长时间在人体内循环，停留在身体的任何地方，并堆积下去。这些物质能让我们的皮肤重返青春吗？距离伤害显现出来需要一些时间，并且牵涉到多种有害成分，所以导致我们无法准确找到原因。

不要被广告迷惑

广告经常以美白、增加弹性、润泽效果、去除皮脂污垢、不褪色等等为口号，生产厂商为了让化妆品发挥这些宣传效果，使用了多到让人吃惊的化学物质。

事实上，保持我们所期望的皮肤健康的玻璃酸和骨胶原等成分，由于分子大，所以大部分会停留在皮肤表面。相反，分子小且有害的表面活性剂和湿润剂等却经皮吸收，成为造成皮肤粗糙的原因。

皮肤一旦变得粗糙，人们为了让自己更好看就会越发期待化妆品的效果，并坚持使用下去，从而陷入恶性循环。

保持皮肤健康的玻璃酸和骨胶原等成分，由于分子大，所以大部分会停留在皮肤表面。

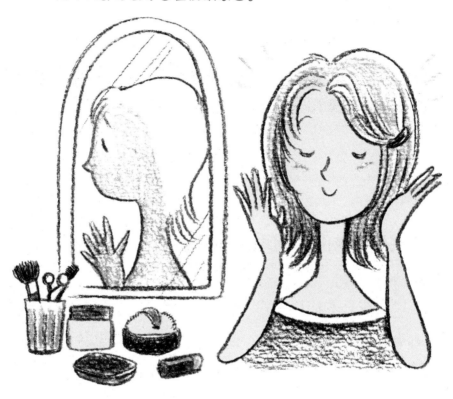

　　早上使用化妆品，就会一整天粘在脸上，为了补妆又会在上面继续涂抹，工作结束时又要抹上一次……不要那么急着让自己的皮肤老化下去！

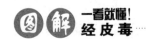
一生要吃掉多少支口红？

> 口红中被允许使用的焦油色素在食品中禁止使用。普通女性一生要吃掉30支口红。

口红是合成化学物质的唇棒

口红在日本江户时代（1603～1867年）被称为"京红"，京都当时曾是口红的主要产地。当时制作口红的原料红色素全都是天然色素，但现在似乎是以蜡和羊毛脂为基础材料，再配以合成香精、合成色素、防腐剂、抗氧化剂等合成化学物质的唇棒为主流。

化妆品的颜色非常重要。最近，制作口红在使用各种各样的色素，例如加入中间色或加入金银丝和金粉等，这些色素具有很强的刺激性，而且具有致癌性（皮肤癌）等，其安全性令人心生畏惧。

焦油色素、颜料属于致癌物质

焦油色素是从石油中提炼出来的合成色素，现在好像有 83 种作为染色剂被用于化妆品。其中有很多属于自然界中根本不存在的合成化学物质，具有致癌性等高危险性，被禁止用于食品。使用成分表中标记为红色○○号、蓝色○○号等。据说特别是 200 多号的色素毒性尤其强烈。

近来很流行有光泽而且不易脱落的口红，但其成分似乎有很多企业秘密。

嘴唇角质层非常薄，属于容易经皮吸收的组织之一。吃饭的时候口红当然会和食物一起进入口中。据说一天补妆 6 次的女性，一生要吃掉 30 支口红。为什么被禁止用于食品的焦油色素会被用在进入口中的口红上，实在让人难以理解。

我从年轻的时候就没有用过口红。我一直代之以使用透明的唇膏，因为我认为它或许比口红好一些，不过看上去无色的唇膏里也使用了焦油色素。我是不是也已经吃掉了 15 支左右的口红呢？

连镉都要加进去，这是要做什么？

粉底霜和眼影中使用的颜料是从矿物中提炼出来的，属于危险

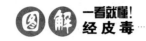

化学物质，令人担忧可能会引发接触性皮炎和皮肤癌。据说有的产品中还含有镉。

说起镉，就是引起众所周知的"痛痛病"的有害物质，一旦被身体吸收，据说就会在人体内最少沉积 30 年。其毒性主

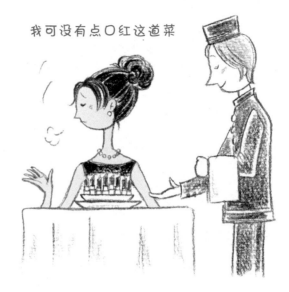

我可没有点口红这道菜

女性一生要吃掉 30 支口红。

要强烈作用于呼吸器官和肾脏，会出现慢性支气管炎和肺气肿等症状。

面部角质层非常薄。尤其眼皮属于角质层非常薄的部位。眼影中一旦含有镉，就很容易经皮吸收，有可能会给身体造成严重的障碍。

我也有过因为眼影造成皮肤严重发炎的经历。去皮肤科看大夫，很快就被治好了，但是用于治疗的药物是副肾皮质激素。那次经历距现在还不到 30 年，所以说不定现在还残留在我的身体里呢。

皮肤护理安全吗？

护肤产品会破坏角质层，或含有环境激素和致癌物质。

化学剥脱术的危险性

最近使用果酸等去除皮肤表面的老化角质，促进新角质再生，以此塑造美丽肌肤的化学剥脱术十分流行。果酸叫作 α - 羟基酸（AHA），是葡萄和苹果中含有的酸，在美容院的宣传中称其为"自然界中最温和的酸"等，以此强调其安全性。

这是一种认为皮肤发暗或是化妆效果变差的原因在于残留于表皮的老化角质层，为此主张用果酸将其去除的治疗方法。

虽然用"温和"一词形容果酸，但根据药品不同，有的还是会腐蚀皮肤，再加上美容师的经验丰富程度也不尽相同，剥脱剂的使用成分和浓度等也没有明确的指导方针等，还是有风险的。

市面上甚至在销售可供在家中轻松使用的化学剥脱术用香皂，

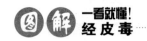
不过一旦轻易将角质层剥离，每天使用的日用品中含有的有害化学物质就会经过皮肤吸收到身体内。

还有从前流行过的眼镜布。我的一个朋友在电话里高兴地对我说"我找到了一种特别好用的眼镜布，用完以后眼镜擦得特别干净"，可是过两天再见到她的时候，她的脸已经又红又肿了。

什么是保湿乳液？

在护肤产品中保湿乳液很有人气，然而这种护肤品是用与牛奶没有关系的化学物质制成的。保湿成分为甘油和一缩二丙二醇（DPG）等，DPG有导致染色体出现异常的危险。用沐浴皂等清洗皮肤，由于脱脂力很强，有给皮肤角质层造成损伤的危险。这时通过加入具有使其黏滑的黏性物质，使人觉得肌肤变润滑了——这就是保湿乳液的真实面目。事实上皮肤并未变得润滑。

不仅如此，市面上甚至还有加入了紫外线吸收剂的抗紫外线保湿乳液制品，可是紫外线吸收剂中也含有诱发过敏症状的物质和致癌物质。怀孕的女性一旦使用，对于胎儿的影响令人担忧。同时，男性也出现了正常精子数量减少的结果。

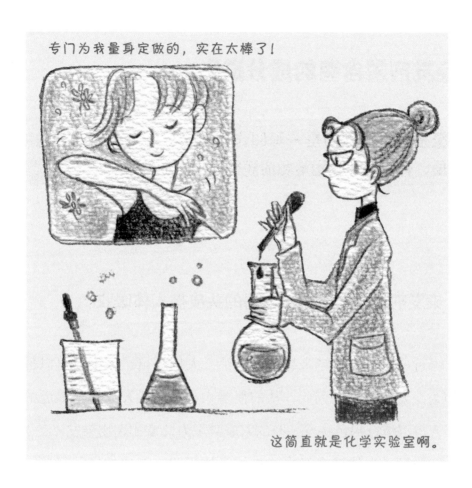

咳……电视上展示的明明是富含牛奶成分的形象，广告演员则抚摸着自己细腻润滑的肌肤，看上去十分惬意的样子……

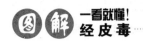

染发剂里含有的成分是？

染发剂中加入的是一种叫作"对苯二胺"（PPD）的物质，有引起呼吸困难和血液循环障碍的危险。

染发剂通过皮肤屏障很薄的头皮被人体吸收

近些年，染发越来越贴近生活，人们在自己家中就可以轻松地为头发染色了。因此，从前很多人是将白头发染黑，最近的年轻人也很流行褐色头发，有的家庭甚至为儿童和宠物染发（毛）。

染发，当然就会经由头皮被身体吸收。头皮的皮肤很薄，屏障很脆弱，所以危险性非常高。

染发剂具有造成休克死亡的危险

染发剂中加入的物质是一种叫作对苯二胺（PPD）的、将头发染成黑色系的物质，以容易引起强烈的过敏反应而为人们所熟知。会造成被称为"全身性过敏性反应"的急性休克状态，出现呼吸困难和鼻子、口腔、嗓子等黏膜系统的剧烈疼痛与咳嗽不止，还容易造成血液循环障碍。有时甚至会引起休克死亡，所以应该停止为没有抵抗力的儿童染发。

PPD 还是造成接触性皮炎和黏膜浮肿、结膜炎、鼻炎、支气管炎和哮喘等的原因。另外，相关报告显示，还以作为环境激素而闻名，连续 20 年以上持续染发者多发淋巴肿瘤。

染发剂中除了 PPD 以外，还含有叫作"氨基苯酚"和"间苯二酚"的物质。一旦进入体内，会破坏消化酶，引起贫血等症状。

我们容易因为不马上出现损害而认为没有问题，然而经皮毒随着时间流逝而残留、积累在体内然后发病，所以当损害显现的时候就为时已晚了。

便捷式染发膏中含有焦油色素

比染发剂还要便于轻松改变头发颜色的是年轻人使用的便捷式染发膏（hair manicure）。

便捷式染发膏中使用了染色剂和焦油色素。二者均为致癌物质，一旦被体内吸收，有可能会诱发过敏反应。为了帮助染色剂的渗透，还使用了合成表面活性剂。这会破坏头皮的细胞，让有

众所周知，染发剂中加入的化学物质容易引起强烈的过敏反应。

为什么？

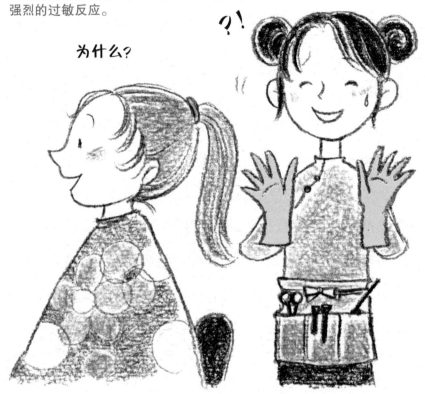

里面含有多种化学物质，因此务必多加小心。

害化学物质更容易渗透进体内。

我非常担心，使用多种加入化学物质的染发剂开展工作的美容师如果不对"经皮毒"格外小心，有可能会危害身体健康。

为什么一刷牙味道就会发生变化？

刷完牙马上就吃饭的时候味道会发生变化，这是由于合成表面活性剂会暂时破坏味蕾细胞的缘故。

据说黏膜吸收的吸收率约为经皮吸收的 13 倍

我从小就特别特别喜欢刷牙，每次都是把牙刷长时间放在口中仔仔细细地刷个不停。我上初中时有一次实验，将很少量的牙膏溶解在一杯水中，然后把青鳉鱼放了进去，结果鱼很快就死掉了。因为我和大家一样，牙膏用了很多年也没出现什么问题，所以就像是别人（青鳉鱼）的事一样，继续坚持我爱刷牙的喜好。

牙膏因为在口中使用，所以与其说经皮吸收，不如说是黏膜吸收。因为黏膜里没有角质层，所以皮肤屏障不起作用，有害化学物质轻易就会被人体吸收。据说吸收率约为经皮吸收的 13 倍。

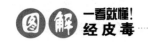
味道发生变化是因为味蕾细胞被溶解了

大部分牙膏中都含有作为发泡剂使用的月桂醇硫酸酯钠。月桂醇硫酸酯钠是合成表面活性剂的一种，能够破坏细胞膜，杀死细胞。

大家没有过早上刷完牙马上吃饭或者喝果汁然后觉得味道很怪的经历吗？原因就在于月桂醇硫酸酯钠，据说是由于它把舌头上的味蕾细胞（感受味道的细胞）暂时性溶解了的缘故。这种物质同时也是造成味觉障碍的原因。

化学物质的搬运工丙二醇也经常在牙膏中使用，从而提高有害成分的经皮吸收率。想必大家知道，有一种心脏病发作时放在舌头底下使用的药品。这是一种大约13秒钟就能抵达心脏、制止心脏病发作的非常好的一种药，为了提高其吸收率，使用的就是丙二醇。

如果换一种看法，牙膏中的有害化学物质也有可能会在丙二醇作用下，大约在13秒内到达心脏，在血管内循环，并进入全身。

除此之外，牙膏中还添加了氟、研磨剂和香精、着色剂等。氟会对牙齿釉质的形成细胞造成影响，据说一旦与铝结合，还容易引起阿尔茨海默病。

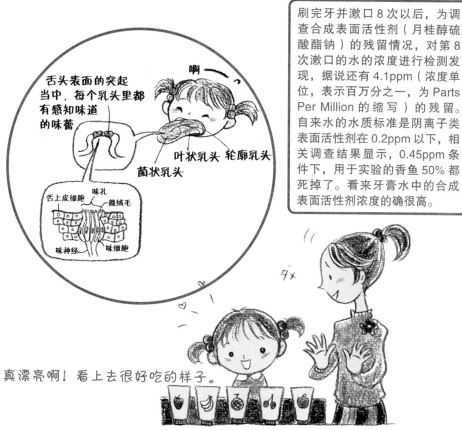

刷完牙并漱口 8 次以后，为调查合成表面活性剂（月桂醇硫酸酯钠）的残留情况，对第 8 次漱口的水的浓度进行检测发现，据说还有 4.1ppm（浓度单位，表示百万分之一，为 Parts Per Million 的缩写）的残留。自来水的水质标准是阴离子类表面活性剂在 0.2ppm 以下，相关调查结果显示，0.45ppm 条件下，用于实验的香鱼 50% 都死掉了。看来牙膏水中的合成表面活性剂浓度的确很高。

舌头表面的突起当中，每个乳头里都有感知味道的味蕾

叶状乳头　轮廓乳头

菌状乳头

舌上皮细胞　味孔　微绒毛

味神经　味细胞

真漂亮啊！看上去很好吃的样子。

牙膏中使用了月桂醇硫酸酯钠和丙二醇、氟、研磨剂、香精、着色剂等。儿童用牙膏中还加入了人工甜味剂。

儿童用的牙膏更加危险

　　儿童用的牙膏之所以有草莓味和香蕉味等味道，是添加了大量香精和人工甜味剂，因此吸收有害成分的危险性也就越高。

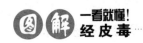

漱口水的效果怎么样？

漱口水虽然具有抗菌和除菌效果，但也会把本来就住在口腔里的口腔正常菌群杀死。

连口腔正常菌群一并杀死

漱口水为什么会受到欢迎呢？相关广告很多，实际使用者也很多。

的确，漱口水的抗菌与除菌效果值得期待，可是原本口中就住着一种叫作口腔正常菌群的细菌，负责调节口腔内环境的平衡。据说一毫升的唾液中就生活着大约 1 亿个正常菌群。

漱口水会将这种口腔正常菌群也一起杀掉。

既然如此你还要把它含在口中吗？

请问，各位读者调查过漱口水中含有哪些物质吗？

漱口水中含有丙二醇与香精、酒精等多种化学物质。其中包含对黏膜有很强刺激性的物质和致癌物质、会造成水质污染等给环境造成不良影响的物质等等。关于这一点，儿童用漱口水也一样，因此需要格外加以注意。

漱口水在漱口并吐出后仍有一部分会被人吞咽下去或是残留在口中。大家都在用，所以自己也要用——真的可以让这么多化学物质进入你的身体里吗？

假牙用超声波清洗才安全

假牙清洗剂中使用了漂白剂。人们容易认为假牙从口中取出清洗所以安全，然而这里也潜伏着危险。

假牙是将粉状和液体状塑料混合后制作而成，将其放入清洗剂时，被称作"残余单体"的液体有时会溶解出来。此外，将塑料浓缩并聚合制成的假牙看上去似乎很光滑，但表面其实开着叫作"多孔介质"的很小的孔。一旦洗涤剂的化学物质渗透进去并残留的话，就有诱发过敏症状和炎症，造成味觉障碍的可能性。假牙还是用超声波清洗更安全。

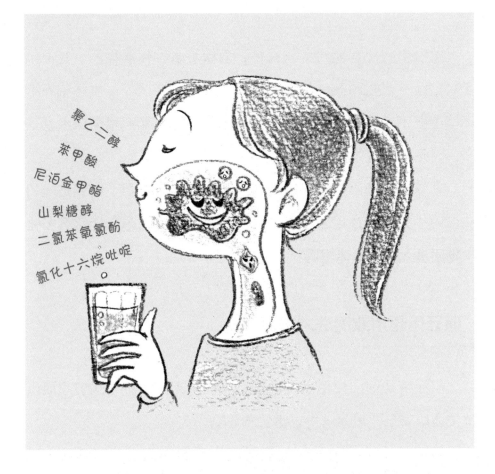

聚乙二醇

苯甲酸

尼泊金甲酯

山梨糖醇

二氯苯氧氯酚

氯化十六烷吡啶。

※漱口水中含有的主要化学物质

●聚乙二醇（指定成分）
保湿剂、乳化剂
表面活性剂
致癌性、过敏症状

●山梨糖醇
保湿剂、柔软剂

■二氯苯氧氯酚（指定成分）
防腐剂、杀菌剂
致癌性、过敏症状、环境激素

●氯化十六烷吡啶（指定成分）
防腐剂、杀菌、表面活性剂

●苯甲酸（指定成分）
保湿剂、防腐剂

●尼泊金甲酯（指定成分）
防腐剂

婴儿用品安全吗？

新生儿对化学物质没有抵抗力。应该避免使用含有合成表面活性剂和丙二醇的产品。

婴儿免疫功能尚未发育成熟

婴儿用品中的洗涤剂、乳液、护肤霜、沐浴液当中也添加有化学物质。

真让我吃惊！这是发生在我丈夫的妹妹生完小孩以后回娘家时的事情。为了给婴儿洗澡，正准备用医院给的沐浴液的时候，发现里面竟然含有丙二醇。

婴儿的肌肤由于尚未形成角质层，所以化学物质的皮肤吸收率特别高。婴儿的脏器也尚未发育成熟，所以经皮吸收并流入血液的化学物质在肝脏里处于很难代谢、容易残留和堆积在体内的状态。为此，出现过敏反应和皮肤损害的婴儿正在不断增加。

绝对应该避免给刚出生不久的婴儿使用含有合成表面活性剂

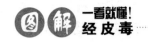
和丙二醇等的产品。

不要用擦屁股湿巾！

我们平时使用的湿巾当中，为了提高保湿效果，添加了丙二醇。我曾一直认为保湿效果就是对于我们皮肤的保湿效果，但这是一种误解。保湿效果是为了让湿巾一直保持湿润状态。

婴儿的擦屁股湿巾当中也含有丙二醇。由于这种物质渗透力强，具有搬运工的属性，所以会将其他有害物质一并搬入人体内。婴儿会拉臭臭或撒尿，所以特别要保持清洁，然而事实上人的身体当中经皮吸收率最高的部位正是肛门和生殖器。

一旦用了湿巾和擦屁股湿巾，你的手和婴儿的屁股就都是危险的。

婴儿用护肤霜中也有化学物质

婴儿用护肤霜中也含有合成表面活性剂和丙二醇。健康婴儿肌肤中所含油分多到不需要使用婴儿护肤霜，所以希望宝妈们注意不要用化学物质去伤害孩子们敏感的皮肤和身体。

婴儿的免疫功能尚未发育成熟。请避免使用含有合成表面活性剂和丙二醇等的擦屁股湿巾和护肤霜、内衣用洗涤剂。

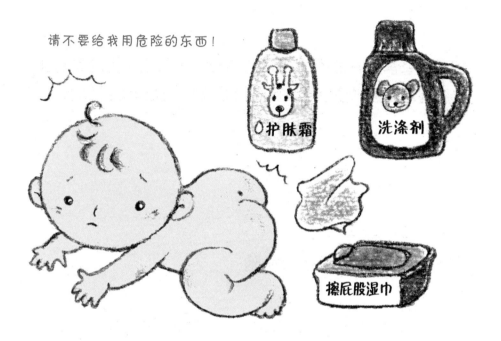

请不要给我用危险的东西！

护肤霜

洗涤剂

擦屁股湿巾

内衣用洗涤剂也请选用安全的

　　残留洗涤剂会通过口水巾和内衣等直接接触皮肤的衣服经过皮肤被身体吸收，有时会引起皮肤发炎或皮肤损害。

　　洗衣服的时候请选用不含合成表面活性剂和荧光增白剂、柔顺剂等的洗涤剂。

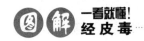
为什么电子蚊香很危险？

电子蚊香里含有与农药相同的成分。一旦在密闭的房间里长时间毫无察觉地使用，神经和免疫系统就会受到伤害。

长时间使用电子蚊香很危险

　　我特别讨厌蚊子。不仅如此，我甚至将其看成天敌。对我来说，电子蚊香十分方便，可帮了我大忙。房间里自不待言，我甚至曾经在洗手间、桌子底下、床上枕边、车里，户外工作时都会准备好悬挂式电子蚊香。

　　电子蚊香中含有的药剂成分大部分是拟除虫菊酯类的杀虫剂，由除虫菊的花当中含有的杀虫剂成分除虫菊精类，以及化学结构上类似的合成化学物质组成。这是神经类毒药的一种，被认为具有即刻见效的麻痹作用（击倒效果）。

　　以前我一直用由相同成分制作而成的旋涡型蚊香，可是由于烟和气味太刺激，所以不能长时间使用。仔细想一想会发现，或许这种蚊香反倒更好一些。电子蚊香由于无烟、无味、无色、无声，让人一不留神就会长时间用下去。据说严严实实的房间里使用的电子蚊香中挥发的杀虫剂浓度比在户外喷洒的农药浓度还要高。

结果就会有引发冒汗、眼睛疼、神志不清、呼吸困难、体温升高、接触性皮炎、痉挛等身体损害的危险。

家用杀虫剂与农药相同

一听说农药，人们就会有一种危险与可怕的印象，家用杀虫剂和农药所用的物质是相同的吗？家用杀虫剂种类十分丰富，有用来消灭苍蝇、蚊子、蟑螂、跳蚤、扁虱、蜈蚣等的喷雾式和熏烟式等等，其中含有致癌物质和造成神经损害、生殖异常、免疫力低下等的成分。

杀虫剂通过吸入、经口吸收、经皮吸收三种途径进入我们体内，特别是婴幼儿和儿童对化学物质的抵抗力很弱，所以也会受到毒性的强烈影响。

儿童经常一边在喷洒了杀虫剂的地板、榻榻米和家具上玩耍，一边直接接触到杀虫剂，所以需要注意容易经过皮肤吸入体内。

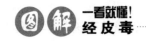
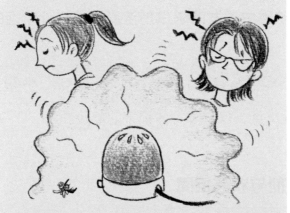

电子蚊香由于无烟、无味、无色、无声，很容易让人一不留神就长时间用下去。严严实实的房间里使用的杀虫剂浓度有时比在户外喷洒的农药浓度还要高。

不使用农药和化学肥料进行农作物培育的有机栽培耕作方法将蚊香认定为农药，禁止在农田里使用。

对脑的发育和 DNA 也会产生影响

有观点认为，家庭和学校使用的杀虫剂就是造成近年来儿童多动症不断增加的原因之一，原理是杀虫剂引起了脑神经的异常。

另外，也有观点认为，杀虫剂有造成 DNA 损伤，进而诱发流产和生出先天性异常婴儿的可能。我们还可以想到，杀虫剂作为扰乱生物内分泌的环境激素存在的不良影响。这意味着毒性会世代相传下去。

为什么这种东西会成为商品？

日本规定企业产品有接受几种安全测试的义务，获得认可后方能成为商品，但安全标准并不清晰。

九种安全评价法

日用品和化妆品是人们长期使用的物品，所以在安全方面必须严格检查和加以评价。

作为安全评价的方法，日本好像规定有义务进行九种实验。

实验内容当中还有动物实验，常年使用的是兔子、老鼠、豚鼠等动物。为了检查毒性，要么从嘴投入，要么抹在皮肤上，或是点在眼睛上。

我原以为会直接用洗发液和护发素进行实验，可没想到，据说实验主要是为了检查制成商品前的原料——丙二醇和月桂醇硫酸酯钠等化学物质的安全性而进行的。

我有一个朴素的疑问，大部分日用品中都用了多种化学物质，

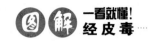
就算每种单个成分可能没问题，但混合在一起以后就不会发生变化吗？丙二醇等"搬运工"有可能会将其他有害物质带到身体里来。我觉得仅仅对原材料进行单体实验是不能称之为安全的。

消费者并不是专家

医药品规定了适应症、服用方法和服用量，但日用品和化妆品上没有写。

日用品在使用方法方面也存在个体差异，所以有人晚上泡澡洗头发，有人则习惯早上洗头发。据说有的人洗身体的时候也用洗发液。不同的身体部位吸收率也不同，存在各种各样体质的人，所以我很担心是否会对健康产生影响。

另外，像女性化妆品那样，对一整天长期使用的产品的原料仅仅进行短时、短期测试，真的能够确认其长期使用以后的安全性吗？

安全性的评价非常模糊

最近，无添加、无香精等倾向自然派的产品似乎很受欢迎。我仔细检查了一下邮寄过来的直邮广告和网上的产品信息，其中

<table>
<tr><td colspan="1">

**※ 用于安全性评价的实验
动物种类与观察期间**

● 急性经口毒性实验（单次投予毒性
实验）

• 实验动物为雄性和雌性的小白鼠或老鼠，
1 群 5 只以上

• 观察时间：14 天

● 皮肤 1 次刺激性实验

• 实验动物原则上使用年轻成熟的白色兔
子，或者是年轻成熟的白色豚鼠，1 群 3
只以上

• 观察时间：24 小时、48 小时及 72 小时

● 连续皮肤刺激性实验

• 实验动物原则上使用年轻成熟的白色兔
子，或者是年轻成熟的白色豚鼠，1 群 3
只以上

• 投予方法原则上采取开放式涂抹，1 天 1
次，2 周内反复投予，一周 5 天以上

• 观察期间：投予期间内的每天

● 光毒性实验

• 实验物种原则上 1 群 5 只以上

● 皮肤致敏性实验

• 实验动物原则上使用豚鼠，1 群 5 只以上

• 观察：按照判定标准对皮肤反应做出评价

● 光致敏性实验

• 实验动物原则上使用豚鼠，1 群 5 只以上

• 观察：按照判定标准对皮肤反应做出评价

● 眼刺激性实验

• 实验动物原则上使用成熟的白色兔子，1
群 3 只以上

• 观察期间：分别在 1 小时、24 小时、48
小时及 72 小时以后用眼睛进行观察

● 变异原实验

• 实验动物原则上是用成熟的雄性老鼠，1
群 5 只以上

● 人体斑贴实验

• 实验对象为日本人，40 例以上

</td></tr>
</table>

竟然堂而皇之地含有指定成分，我不禁大吃一惊：这究竟怎么一回事？

所谓"指定成分"，指的是把引起过敏和皮肤损害可能性高的成分用于产品时，日本厚生劳动省在《药事法》中规定需标注其名称。即便是同一种成分，例如主管洗涤剂和化妆品的中央省厅不同，似乎就会造成要么物质名称不同，要么安全评价标准模糊。

如果日用品和化妆品的安全性评价尚处于模糊阶段就持续开展动物实验的话，那些动物也实在太可怜了。

我衷心希望能够尽快使用不用进行动物实验的安全原料制造产品。

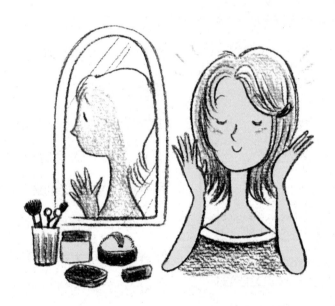

第 *3* 章

为了保护地球和孩子们的
未来，我们能做些什么？

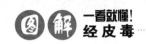
我们用过的化学物质去了哪里？

合成洗涤剂等日用品作为生活废水被排放到河流中，焚烧的石油化工产品散乱地排放到大气中去，成为造成环境污染的原因。

东京多摩川的鲤鱼正在雌性化

用化学物质制成的日用品是引起环境污染的一个原因。厨房用洗涤剂和洗衣用洗涤剂，泡澡使用过的洗发液、护发素、沐浴皂等生活废水中含有的合成表面活性剂会污染河流与大海，正在威胁着在那里生息的生物的生态系统。

我的朋友带着全家人去多摩川游玩，尽管孩子们说"想游泳"，但我的朋友对我说，她没让孩子去游。我问为什么，朋友说，这是因为"流入的水咕嘟咕嘟的净是泡沫，太脏了，根本游不了"……

在对多摩川的鲤鱼生态进行调查后发现，雌鱼的比例非常高，雄鲤鱼也有很多精巢存在异常。可以想到，这是环境激素雌激素的作用引起了生物体的雌性化，实在是有可能导致物种灭绝的重大损害。

虽然不能玩水也很令人遗憾，但比它更严重的事态正在发生。

听说毒性是沙林的两倍！

石油化工产品在作为垃圾焚烧时产生的二噁英毒性非常厉害，据说是氰化钾的一万倍，沙林的两倍。汽车的尾气中也含有二噁英。

二噁英散布到大气中，然后降落在地表的所有东西上，和雨水一同溶入水中，流入河流与海洋。在海中微生物遭到污染，通过食物链，连人吃的鱼也会被二噁英污染。

二噁英是一种一旦被摄入体内就很难排出的物质。因此经过微生物、小动物和小鱼，不久到人吃的时候就变成浓缩的高浓度二噁英，在人体内堆积。只要进入人体，十年以上都排不出去。

二噁英容易堆积在肝脏和脂肪组织中，导致脏器损伤和癌症发病率升高。对母体的性激素和甲状腺激素也会造成影响，经常可以见到儿童脑部发育损害和精子数量减少等问题。最近人们才开始明白，二噁英是造成子宫内膜异位症和婴儿早产等的原因。

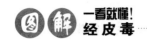
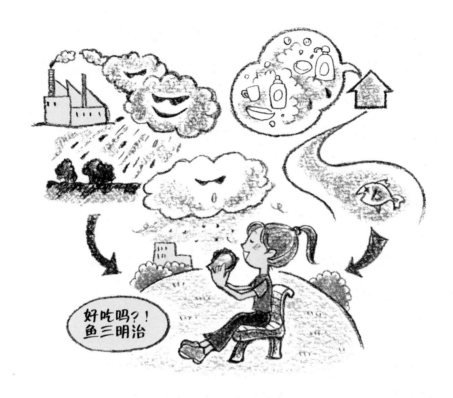

二噁英散布到大气中，然后降落并沉积在地表所有东西上。

河流遭到污染……因为二噁英，大气……我曾经一直把这当成是别人的事，然而我们不加注意的生活行为全都会返回到我们自己身上，并且正在蚕食着我们的身体。地球也会同样生病吗？

地球环境没事吗？

> 认为"我一个人无所谓"的想法和由此采取的点滴行为将会破坏地球环境，夺走未来的希望。地球环境时钟已经到了9点08分。

生活废水毁掉了自来水

最近的自来水是不是变得越来越有漂白粉味道了呢？有害化学物质流入自来水水源中，有400~500种有害物质，据说净化以后仍然含有200种，我们喝的就是这样的水。为了去除水中的有害物质，人们不断投放氯，因此水里会有漂白粉味儿。

有超敏症和过敏症的人接触自来水或只是将其用在澡盆，有时就会引起皮肤炎和皮肤粗糙。我老公也是这样。

有一个十分可怕的报告显示，在用自来水淘过米的米泔水中放入青鳉鱼，结果全都死掉了。可以想象，是自来水本身的毒性和沾在米上的农药等一齐夺走了青鳉鱼的生命。甚至据说相对一升

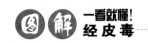
米泔水，如果不兑入 600 升的水，鱼就没办法生存。

也可以说，从前一直放心喝的自来水之所以变得不再安全，其中一个原因就是日用品中含有的有害化学物质造成了水质污染。

鱼吃起来也不放心

排放到大海里的有害化学物质进入鱼的体内并堆积，使鱼本身受到了污染。最近，金目鲷鱼和鲽鱼等，还有以它们为食的鲨鱼和旗鱼等的体内被查出存在很多有机水银。据说鱼类当中也正在出现畸形。还听说，也存在为了用这种鱼作食材不被人发现，而将鱼做成鱼肉加工食品的情况。我特别爱吃鱼……这可怎么办呢？😢

2003 年 6 月 3 日，日本厚生劳动省以旗鱼和金目鲷鱼中含有的微量水银有对胎儿造成不良影响的危险为由发出警告称，孕妇应该将吃这些鱼的频率控制在一周两次以下。

水银的危害因曾经造成水俣病而为人们所熟知，一般认为会造成记忆力和判断力下降，引起脑功能损伤。特别是一旦进入胎儿和婴幼儿体内，即便是微量，也有伤害神经组织的危险。

我们应时刻牢记保护地球

截止到 2005 年 9 月 6 日，地球环境时钟（环境危机时钟）将 12 点作为人类灭亡的时间点，日本现在已经到了 9 点 08 分，世界已经是 9 点 05 分。而这都意味着现在处于"极其不安的状况"。但是比前年已经回拨了 19 分钟。这说明，只要我们都有保护地球的意识，是可以将时间往回拨的。

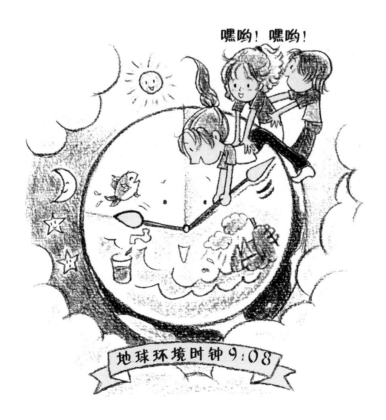

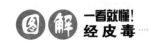

我们应该在哪些方面多加注意？

> **我们要牢记不浪费资源，并减少垃圾。**
> **要使用即使排泄到环境中也能被分解的化学物质。**

努力做到不制造垃圾

我们被迫适应着大量生产和大量消费的社会结构，每天的生活中都在制造数量庞大的垃圾。垃圾的增加引起环境污染，不仅污染地球，而且也正在对我们的身体造成危害。

我记得在一张报纸上看到过曾为孤岛的三宅岛的照片。报纸上说，用了两年时间珊瑚礁就复活了。只要没有生活废水的排放等污染，自然的恢复能力是多么神奇啊！

由垃圾造成有害化学物质累积的情况也不在少数。让我们行动起来减少垃圾，这是任何人都能马上开始做起的事情。

你知道"4R"运动吗？

Refuse：努力切断发生源头

Reduce：不懈努力减少垃圾

Reuse：留意对资源的再利用

Recycle：时刻思考资源的再生

具体来说，让我们时刻牢记以下事项。

● 珍惜平时使用的东西，不购买不需要的东西。

● 在超市等场所买东西的时候一定自带购物袋，包装也要拒绝或尽可能简化。

● 切实做好垃圾分类，塑料类绝不作为可燃垃圾处理（为了防止生成二噁英）。提前知晓可以回收利用的物品，将其做再利用处理。

● 厨余垃圾和植物叶子等不作为垃圾丢弃，而是要么作为堆肥使用，要么用土进行掩埋。

回归土壤的新材料的开发

尤其是塑料的降解性很低，就算直接做废弃处理，也不会重新还原成自然界物质。此外，对塑料做焚烧处理有时还会产生二噁英。虽然塑料轻便且不易碎，使用方便，但在今天我们面临严

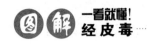

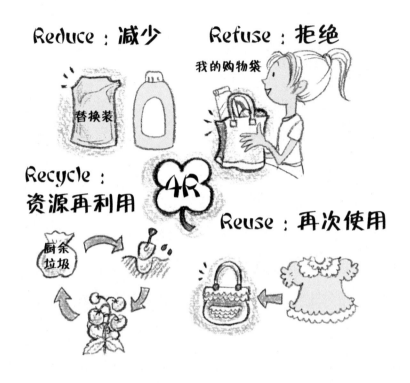

重环境问题的情况下，我认为，十分需要我们痛下决心不购买、不使用、不制造塑料制品。

最近，相关机构开发出了以玉米淀粉（聚乳酸）为原料，用源于植物的"回归土地""可以燃烧"的环境友好型可降解树脂制成的袋子。

我母亲以为是发泡聚苯乙烯，就把这种新袋子铺在了垃圾桶下边，结果没多久她就大喊大叫道："烂成一团泥，生虫子了！"

我认为，今后为了保护地球环境，作为企业应有的态度，在日用品装箱和包装上采取何种举措也将经受时代的检验。

如何保护我们免受有害物质侵害？

> **我们不能不使用日用品。重要的是要对"什么是有害成分"有正确认识，并选择安全的产品。**

我们要严格筛选安全日用品

首先需要对日用品有正确的认识与了解。虽然人人都想使用便捷和效果好的产品，但是否真的安全，有没有使用污染地球环境的物质，我们需要进行严格选择。

●合成洗涤剂尽量不要使用

合成洗涤剂指的就是合成表面活性剂。以家用洗涤剂为代表，洗发液、护发素、化妆品等很多日用品中都含有合成表面活性剂。

合成表面活性剂会削弱或破坏构成生物细胞膜的磷脂质，从而为其他有害化学物质的侵入大开方便之门。为此引发皮肤损害等组织损害以及致癌性等健康损害的可能性就会提高。

合成表面活性剂存在有害作用，是一种难以分解的化学物质。

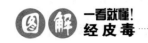

一旦排放到环境中去，就会阻碍大自然具有的自我净化作用，同时还是破坏生态系统的危险物质。

我们应该马上停止使用合成洗涤剂，而是改为使用生物降解性好的、对环境安全的洗涤剂。

●不使用农药（除草剂、杀虫剂等）

大家都知道农药对人体十分有害。人们想买看上去好看的蔬菜，这是理所当然的，不过因此将产生很大风险。

农药和杀虫剂被广泛喷洒，因此会引起以土壤污染为代表的环境污染。由于农药和杀虫剂含有致癌物质和环境激素，因此不仅对人类有害，还威胁到了野生动物的生态。

●减少塑料制品的使用

在我们生活中已广泛普及的塑料是从石油里提炼出来的。

婴幼儿使用的餐具中含有聚碳酸酯，泡澡的澡盆里使用了叫作双酚 A 的物质。

环境激素物质具有在高温条件下熔化的性质，存在从加热的餐具溶解到食物中去，或是在泡澡时经由皮肤被身体吸收的危险。

努力不让身体摄入不良物质

为了使我们免受有害物质的侵害，我们应该努力不让不良物质

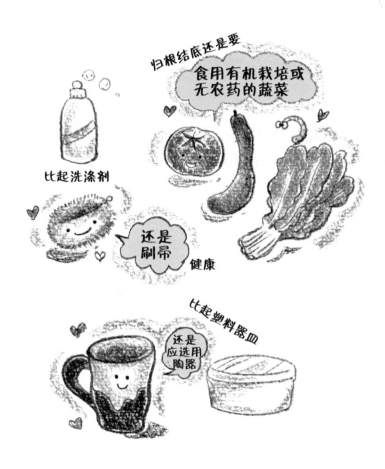

进入体内。就如同自然界有恢复能力一样，人类也具备治愈能力。
让我们提高免疫力，净化血液，过好健康的生活吧！

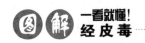

堆积在体内的有害物质能清除吗？

> 让我们用必需矿物质和维生素、氨基酸等营养均衡、吸收率高的保健品帮助排毒吧！

有害物质要排泄到体外

我们在每天的生活当中，往身体里摄入了各种各样的有害化学物质。一旦进入体内，有害物质就不会消失。必须通过大小便和汗液等将其排出体外。

最近经常听说排毒（detox）一词。所谓排毒是欧美的身体治疗法，指的是通过从体内排出毒素，激活我们与生俱来的自我免疫系统，提高身体的自然治愈能力。

排毒离不开维生素与矿物质

要将有害化学物质排出体外，维生素和矿物质必不可少。最近有很多人缺乏维生素和矿物质，这些物质的匮乏导致身体不健康，最糟糕的情况甚至会造成死亡。我听说，即便维生素不足，也能靠矿物质弥补，反过来却不行。

矿物质在创造细胞方面发挥着非常重要的作用。原本维生素与矿物质从食物中吸收，但也许是受最近 50 年现代农业栽培方法的影响，食物几乎没什么营养，身体无法从中吸收维生素与矿物质（特别是微量矿物质，据说完全没有）。为此，通过服用保健品来摄取容易缺乏的营养素变得越发重要。

人们很难知道自身缺乏何种营养素。在饮食和服用保健品时平衡很重要。笔者认为，通过摄取足够全面的营养素，可以提高自身免疫力和自然治愈能力，从而塑造自己健康的身体。

矿物质是排出有害物质最有效的方法

人体在对食物进行消化、分解、吸收这一过程中吸收营养素。分解需要酶。酶有 2000 种，据说使酶发挥其作用的正是矿物质。例如，抗氧化酶（SOD）没有矿物质就无法发挥作用。

通过摄取平衡的矿物质，硒会排出水银，锌会排出镉等等，通过排斥作用，可以将砷、铝、铅、水银等有害物质排出体外。

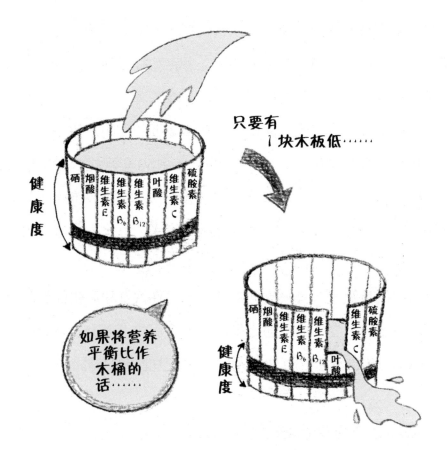

如何打造健康的身体？

> **以营养均衡的膳食为主，不吃方便食品和速食食品，并且吃饭时吃到七分饱。**

摄取均衡的膳食

"食"这个字写作"人良"，意思是让人更好。要塑造健康的身体，最根本的是要摄取营养均衡的膳食，这一点比什么都重要。

摄取充实的饮食，能够提高人与生俱来的新陈代谢与活力，进而增强身体的抵抗力、自然治愈能力，从而确保解毒与排泄作用毫无阻碍地顺畅进行。

据说现在很多日本人都处于慢性的维生素、矿物质缺乏状态。这也许是由于土壤中缺钙，或者是由于被农药、公害污染的大地本身就在失去生命力的缘故。

还有，以营养不均衡的方便食品和速食食品为主食的年轻人也越来越多，如此下去是无法维持健康的身体的。这种饮食习惯

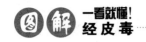
等于是在持续大量摄取脂肪、糖分、钠，可能会引起心脏病和糖尿病、脑血管损伤等生活习惯病。另外，也有观点认为，儿童的情绪不稳、注意力不足多动症、学习障碍等问题的原因也在于此。

选取鱼贝类、蔬菜、水果为食材

日本人自古就以坚果和鱼贝类、蔬菜、水果等为主要食材。通过摄取这些食物形成了脑和细胞、遗传基因。现代人的遗传基因、细胞与那时丝毫没有发生变化。

另外，人类的牙齿加上智齿在内，一共32颗。比例是：臼齿20颗，门齿8颗，犬齿4颗。这种比率与自然的平衡相协调，是按照饮食中谷类5、蔬菜2、肉类1的比例形成的。

便利店便当与速食食品需注意食材与容器

且说，便利店的便当与桶装方便面等速食食品不仅营养素遭到了破坏，而且容器本身也是用石油制品制作而成的，所以有的容器一加热就有溶解出二噁英和苯乙烯等环境激素的可能性，实在是太危险了。

备考考生和大学生经常在夜宵的时候吃桶装方便面，可是苯

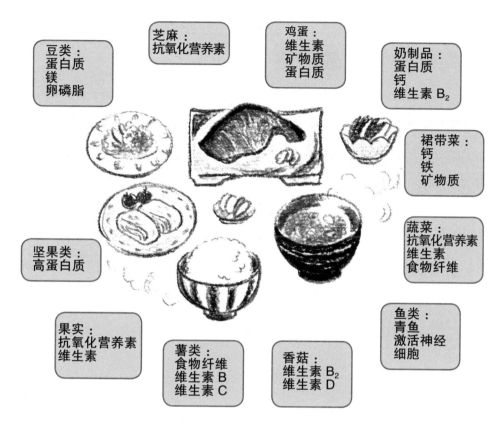

豆类：
蛋白质
镁
卵磷脂

芝麻：
抗氧化营养素

鸡蛋：
维生素
矿物质
蛋白质

奶制品：
蛋白质
钙
维生素 B_2

裙带菜：
钙
铁
矿物质

蔬菜：
抗氧化营养素
维生素
食物纤维

坚果类：
高蛋白质

果实：
抗氧化营养素
维生素

薯类：
食物纤维
维生素 B
维生素 C

香菇：
维生素 B_2
维生素 D

鱼类：
青鱼
激活神经
细胞

塑造健康身体的基础是摄取营养均衡的饮食，
这比什么都重要。

乙烯是一种有可能引起多动症与学习障碍的令人恐惧的有害化学物质。为了一时果腹而伤害重要的大脑的话，那就得不偿失了。至少在吃的时候将其移到安全的容器以后再进行加热。

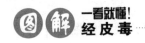

如何保护健康的身体？

不要积累精神压力。时刻牢记在饮食和睡眠等方面保持健康的生活方式。让我们通过在生活中多运动和多笑，提高免疫力。

"PPK"是什么的缩略语？

《经皮毒》和《经皮毒将毁掉大脑》的作者、药学博士竹内久米司先生经常在演讲中提到"让我们按照 PPK 去做吧"。我曾想，"这是什么意思呢？"原来 PPK 是日语"ピンピンコロリ"（pinpin korori）的缩略语，指的是一辈子健健康康、充满活力地活着，到最后毫无痛苦地去往另一个世界的意思。

免疫力与精神压力是表里如一的关系

免疫力存在个体差异，不过我们的日常生活当中，由于工作和学校、家庭生活过程中被迫处于紧张状态的情况很多，有时精神压力会造成免疫力低下。

自律神经一旦在精神压力作用下发生紊乱，免疫细胞的作用就会低下。反过来说，免疫功能紊乱就会造成自律神经的平衡被打破，造成免疫力越发低下。

用来消除疲劳的四条原则

日常生活中消除疲劳，需要坚持以下几条原则。

第一条是要摄取营养丰富而均衡的膳食。

便利店的快餐和方便食品即使让肚子获得一时满足，也无法获得精神上对食物的满足感，并且还有把有害化学物质摄入体内的风险。

第二条是让身体休息，缓解紧张状态。

充足的睡眠与适度的饮酒也可以让紧张得到舒缓。

第三条是看事情时积极乐观，面带微笑地生活。

人体中有一种具有杀死癌细胞和病毒功能的自然杀伤细胞（NK 细胞）。据说具有提高免疫力的作用。相关研究结果证实，笑容能够增加此种自然杀伤细胞。这是因为笑可以激活占脑的运动区、体感区 50% 的脑神经细胞的缘故。

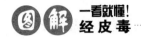
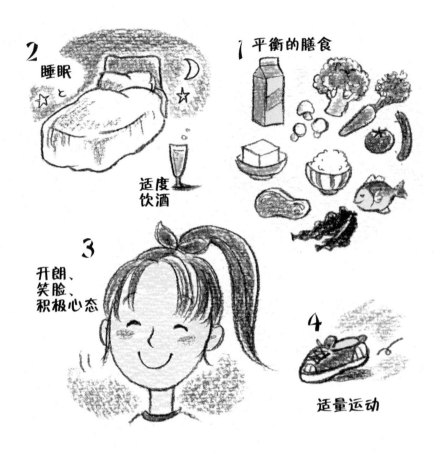

第四条是需要保证适量运动。

我们一整天坐在电脑前，或者是乘坐交通工具移动，尤其在城市里容易运动不足。另外，不光是身体，还容易在生活中由于过度用眼或姿势不对而造成自律神经紊乱。

适量运动能够消除身心疲劳，对于调理身体状态十分重要。通过运动还有将体内积累的有害化学物质排出体外的功效。

什么是有益于健康的经皮吸收？

与经由皮肤吸收的"经皮毒"不同，芳香疗法让精油从皮肤吸入体内，使我们的身心得到放松。

芳香疗法是经皮吸收疗法

从芳香疗法（Aromatherapy）一词在日本开始普及已经有20年左右的时间。把 Aroma（芳香）与 Therapy（疗法）两个词连在一起就构成了 Aromatherapy（芳香疗法）。

人类从太古时代起就开始利用植物及其提取物缓解疼痛、促进痊愈和杀菌，为我们维持健康发挥了积极作用。

芳香对肉体具有杀菌、抗炎、抗真菌、促进食欲、充血祛痰等作用，同时还具有影响心理和情感的镇静与兴奋作用。

最近，芳香疗法在医疗一线也得到了灵活运用。相关治疗方法不再将疾病单纯看成是身体出现的问题，而是将其作为包括心灵在内的全身的问题，致力于让身心同时保持健康。

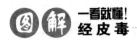
杜松、茴香、薰衣草、黑胡椒等的精油具有解毒作用。

百里香与罗勒等的精油具有抗毒作用。

请注意选用100%的天然油啊！

与精油十分类似的合成油销售价格相对便宜，但不能用作芳香疗法的精油。香精中一旦使用了化学物质，有可能会引起过敏症状，需要多加注意。

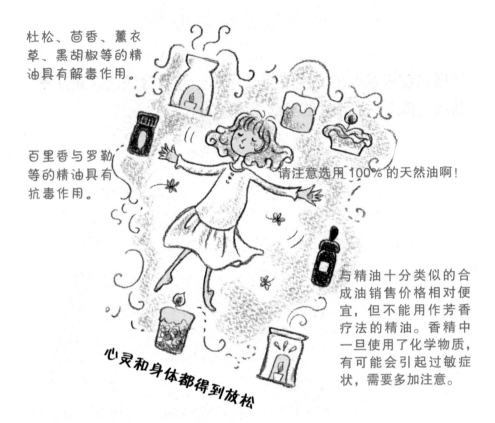

心灵和身体都得到放松

让我们轻松地享受芳香浴吧！

● 在手帕或湿巾上滴1～2滴精油，享受其芳香。

● 在马克杯或陶器器皿中加入8成热水或凉水，滴入1～2滴精油，深呼吸体会其香气。

● 将蜡烛点着，等蜡开始熔化就将火熄灭，然后在蜡上滴精油，再次点燃蜡烛以后，在火焰热量作用下，精油蒸发，香气会弥漫整个房间。

● 还有一种方法叫作熏香，在护肤霜等当中滴入少量精油并对其进行搅拌，然后在手腕和耳朵后面涂抹少量。

● 此外，还有为了享受芳香浴而使用扩散器和热油器等专用器具的方法。

香味在日常生活中十分重要。很多是合成的气味，被添加到所有东西上面，无论你喜不喜欢，经常都会落在身上。我在通过商场一层的化妆品专柜时觉得呼吸困难，在电车和电梯里有时觉得香水的气味让人难以忍受。

芳香疗法当中不可或缺的精油是从植物中提取的 100% 的天然物质，所以能够提取出的精油只有一点点，比如要提取一千克玫瑰精油，需要三吨花瓣。精油价格昂贵的原因也就不难理解了。

精油虽然 100% 纯天然，但是根据不同的身体状态与体质，不能说对任何人都安全。在皮肤上使用时，一定要在稀释了以后再用。

我们把通过皮肤吸收有害物质称为经皮毒，芳香则通过皮肤吸收，让我们的心灵和身体得到放松。初次使用精油的时候需咨询专家。

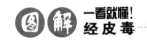
希望大家了解"经皮毒"的理由是？

> 如果我们每个人都能关注日用品的安全性，那么生产厂家的安全意识就不得不发生转变。

绝不能当作他人之事高高挂起

笔者以 Q&A（问与答）的形式，围绕日用品中含有的化学物质及其有害性、产品以及经皮吸收的危险性、化学物质对地球环境造成的影响等进行了简洁的讲解。

我自己经历了疾病，当知道问题可能出在经皮吸收有害化学物质时，我受到了非常大的打击。提起沙林和二噁英、石棉、农药等，谁都能感觉到是危险物品，大家一定都会让自己和家人远离这些东西。但是，当我把"经皮毒"的事说给朋友听的时候，对方只是发表了"啊，真可怕啊！""可我没什么事啊"的感想以后也就不了了之了。

请多考虑一下重要的孩子们

问题在于，我们信任商品，每天认为安全而使用的日用品竟然存在严重危害健康的风险。其中也存在着与孩子们相关、对我们可爱的子孙都能产生影响的毒性世代相传的环境激素。

知道这些以后，你还会使用含有那些物质的洗发液和日用品吗？你还能用洗发液给孩子洗头，用湿巾给孩子擦屁股吗？

寻找安全的产品费了很多周折。我看上的往往价格昂贵。有的产品虽然安全但非常不好用。从前，我在朋友推荐下尝试使用并使痛经得到缓解的洗发液就是如此。那个洗发液实在太不好用了，可是我刚发了句牢骚，就被朋友回了一句："你可以用醋洗啊……"

让我们共同监视日用品的安全性

如果很多人都以严格的目光注视日用品，那么制造厂家也一定会改变观念，地球的自然环境也就可以得到改善。

为了保护孩子们的未来，希望通过我发自内心的呼吁，能够得到尽可能多的人们的理解。

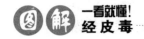
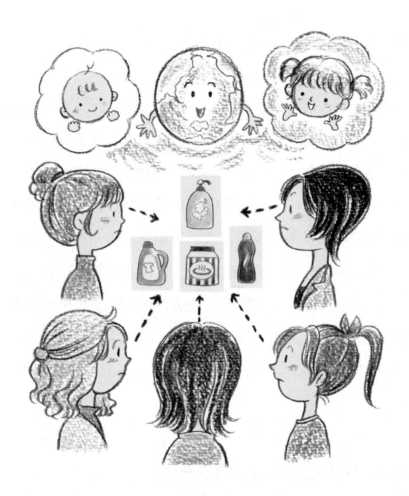

请记住，皮肤只有一张榻榻米那么大！泡澡的时候最易发生经皮毒！

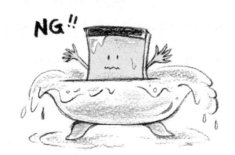

NG!!

卷尾 日用品的"经皮毒"核对一览表

我们周围的日用品中使用了很多我们不知道的化学物质。笔者对有代表性的日用品的物质名称及用途、有害作用等进行调查并做了简单的归纳。希望对大家购买安全商品有所帮助。

洗发液

化学物质名称	用途	有害作用	致癌性	环境激素	过敏
水					
月桂醇硫酸酯铵盐	阴离子表面活性剂	促进其他化学物质的经皮吸收（经皮毒）、毛发发育损害、视力低下、白内障			●
乙醇	防腐剂、杀菌剂、收敛剂	刺激皮肤黏膜			●
硬脂酸乙二醇酯	油脂、醋酸纤维素、化妆品制造的溶媒、吸湿剂	未被确认具有显著的经皮毒性			
月桂酰胺丙基甜菜碱	两性表面活性剂	促进其他化学物质的经皮吸收（经皮毒）			●
肉豆蔻醇	皮肤柔软剂	经皮毒（接触性皮炎）			●
月桂醇硫酸酯钠（指定成分）	阴离子表面活性剂、乳化剂、发泡剂	增强对其他化学物质的吸收、白内障			●

续表

化学物质名称	用途	有害作用	致癌性	环境激素	过敏
苹果酸	香精、化学物质合成的中间体、螯合剂与缓冲剂	未被确认具有显著的经皮毒性			
桉树提取物	香精、芳香疗法	未被确认具有显著的经皮毒性			
大豆提取物	食品添加剂、人造黄油、制造香皂、涂料和墨水的原料	未被确认具有显著的经皮毒性			
人参提取物	高丽参、中药	未被确认具有显著的经皮毒性			
山茶油	化妆品原料（油脂）	未被确认具有显著的经皮毒性			
聚季铵盐—10	阳离子表面活性剂、防臭剂、杀菌防腐剂、防静电剂	浓度高会刺激皮肤（经皮毒）			●
聚季铵盐—7	阳离子表面活性剂、防臭剂、杀菌防腐剂、防静电剂	浓度高会刺激皮肤（经皮毒）			●
月桂醇聚醚—4	非离子表面活性剂、乳化剂、稳定剂、湿润剂	促进其他化学物质的经皮吸收（经皮毒）			●
月桂醇聚醚—16	非离子表面活性剂、乳化剂、稳定剂、湿润剂	促进其他化学物质的经皮吸收（经皮毒）			●
苯甲酸钠（指定成分）	杀菌、防腐剂	刺激皮肤、黏膜、眼睛、鼻子、咽喉			●
丁二醇（BG）	湿润剂、保湿剂、乳化剂	促进其他化学物质的经皮吸收（经皮毒）			●
苯甲醇	杀菌剂、香精的溶剂	刺激皮肤、黏膜，腐蚀性			●
苯甲磺酸	染料制造、化妆品制造	对皮肤、黏膜有强刺激性（经皮毒）			●
氢氧化钾	香皂制造、中和剂、碱剂	对眼睛、皮肤、黏膜有强烈刺激（灼烧般疼痛）（经皮毒）、间质性肺炎、脱发			●

续表

化学物质名称	用途	有害作用	致癌性	环境激素	过敏
氢氧化钠	香皂制造、中和剂、碱剂	对眼睛、皮肤、黏膜有强烈刺激（灼烧般疼痛）（经皮毒）、间质性肺炎、脱发			●
焦糖	着色剂（色素）、制作点心时的生药	未被确认具有显著的经皮毒性			
香精	着香料	过敏作用	●		●

护发素

化学物质名称	用途	有害作用	致癌性	环境激素	过敏
水					
硬脂醇	乳化剂、湿润剂、消泡剂	接触性皮炎、促进其他化学物质的经皮吸收（经皮毒）			●
一缩二丙二醇（DPG）	乳化剂、湿润剂、消泡剂	接触性皮炎、促进其他化学物质的经皮吸收（经皮毒）			●
二甲基硅氧烷	软膏基材、皮肤保护剂、消泡剂	未被确认具有显著的经皮毒性			
乳酸	制造清凉水饮料、除霉、制造塑料	皮肤炎			●
环聚二甲基硅氧烷	软膏基材、皮肤保护剂、消泡剂	未被确认具有显著的经皮毒性			
桉树提取物	香精、芳香疗法	未被确认具有显著的经皮毒性			
大豆提取物	食品添加剂、人造黄油，制造香皂、涂料和墨水的原料	未被确认具有显著的经皮毒性			
人参提取物	高丽参、中药	未被确认具有显著的经皮毒性			
山茶油	化妆品原料（油脂）	未被确认具有显著的经皮毒性			

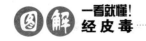

化学物质名称	用途	有害作用	致癌性	环境激素	过敏
苹果酸	香精、化学物质合成的中间体、螯合剂与缓冲剂	未被确认具有显著的经皮毒性			
乙醇酸	纺织品、皮革制品、金属处理剂、pH调节剂（黏合剂、去污、染色）	刺激皮肤、黏膜（经皮毒）			●
苯氧乙醇	杀菌防腐剂（与4级氨化合物及阳离子表面活性剂并用）	用舌头舔会有刺痛感，刺激皮肤、黏膜（经皮毒）			●
羟乙基纤维素	乳化剂	未被确认具有显著的经皮毒性			
苯甲磺酸	染料制造、化妆品制造	对皮肤、黏膜有强刺激性（经皮毒）			●
乙醇	防腐剂、杀菌剂、收敛剂	刺激皮肤、黏膜			
BG	湿润剂、保湿剂、乳化剂	促进其他化学物质的经皮吸收（经皮毒）			●
焦糖	染色剂（色素）、制作点心时的生药	未被确认具有显著的经皮毒性			
香精	着香料	过敏作用	●		●

沐浴液

化学物质名称	用途	有害作用	致癌性	环境激素	过敏
水					
月桂醇聚醚硫酸酯钠	阴离子表面活性剂	促进其他化学物质的经皮吸收（经皮毒）			●
乙醇	防腐剂、杀菌剂、收敛剂	刺激皮肤、黏膜			●

续表

化学物质名称	用途	有害作用	致癌性	环境激素	过敏
甘油辛酸酯	塑料制品、柔软剂	从黄油中获得的脂肪，未被确认具有显著的经皮毒性			
硬脂酸乙二醇酯	油脂、醋酸纤维素、化妆品制造的溶媒、吸湿剂	未被确认具有显著的经皮毒性			
月桂酰胺丙基甜菜碱	两性表面活性剂	促进其他化学物质的经皮吸收（经皮毒）			●
聚季铵盐—39	阳离子表面活性剂、防臭剂、杀菌防腐剂、防静电剂	浓度高会刺激皮肤（经皮毒）			●
PG（指定成分）	乳化剂、保湿剂、不冻液	经皮毒性、溶血性、染色体异常、红细胞减少			●
月桂酸	食品、化妆品制造	来源于椰子的脂肪酸，未被确认具有显著的经皮毒性			
苹果酸	香精、化学物质合成的中间体、螯合剂与缓冲剂	未被确认具有显著的经皮毒性			
一缩二丙二醇（DPG）	乳化剂、湿润剂、消泡剂	接触性皮炎、促进其他化学物质的经皮吸收（经皮毒）			●
月桂醇聚醚—4	非离子表面活性剂、乳化剂、稳定剂、湿润剂	促进其他化学物质的经皮吸收（经皮毒）			●
羟丙基甲基纤维素	乳化剂	未被确认具有显著的经皮毒性			
PEG-65M	乳化剂、发胶、湿润剂、水性涂料	促进其他化学物质的经皮吸收（经皮毒）			●
柠檬酸	食品添加剂（酸味料）、金属去除剂、医药品制造	未被确认具有显著的经皮毒性			
苯甲酸钠（指定成分）	杀菌、防腐剂	刺激皮肤、黏膜、眼睛、鼻子、咽喉			●
羟苯甲酯	杀菌、防霉剂、保存剂	接触性皮炎和过敏性湿疹			●

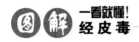

续表

化学物质名称	用途	有害作用	致癌性	环境激素	过敏
EDT—3Na	螯合剂、保存剂	被身体吸收后与钙和铁结合，有毒			●
BHT（指定成分）	抗氧化剂	皮肤炎、过敏症、血清胆固醇上升、异常行为、脱发	●		●
香精	着香料	过敏作用	●		●

泡澡剂

化学物质名称	用途	有害作用	致癌性	环境激素	过敏
硫酸钠	染料、无水硫酸钠为有机溶剂的干燥剂、造纸、泻药、洗净剂	有腐蚀性，对眼睛、皮肤、呼吸系统有强烈的刺激，诱发哮喘			●
碳酸氢钠（小苏打）	碱剂、点心制作、中和剂、制酸药	容易从消化管吸收，因此需注意防止碱中毒			
二氧化硅	消泡剂、玻璃制造、陶器制造	刺激眼睛、呼吸器官损伤、致癌性	●		
番茄提取物	食品添加剂、化妆品	未被确认具有显著的经皮毒性			
胡萝卜提取物	食品添加剂、化妆品	未被确认具有显著的经皮毒性			
苹果提取物	食品添加剂、化妆品	未被确认具有显著的经皮毒性			
辣椒提取物	食品添加剂、化妆品	未被确认具有显著的经皮毒性。辣椒素对皮肤炎有效			
水					
BG	湿润剂、保湿剂、乳化剂	促进其他化学物质的经皮吸收（经皮毒）			
乙醇	防腐剂、杀菌剂、收敛剂	刺激皮肤、黏膜			●

续表

化学物质名称	用途	有害作用	致癌性	环境激素	过敏
PG（指定成分）	乳化剂、保湿剂、不冻液	经皮毒性、溶血性、染色体异常、红细胞减少			●
橙色205号色素	着色剂	焦油色素、致癌性	●		
红色106号色素	着色剂	焦油色素、致癌性	●		
香精	着香料	过敏作用	●		●

牙膏·准药品

化学物质名称	用途	有害作用	致癌性	环境激素	过敏
山梨糖醇液	保湿剂、湿润剂、甜味料	未被确认具有显著的经皮毒性			
聚乙二醇	表面活性剂、发胶、湿润剂、水性涂料	促进其他化学物质的经皮吸收（经皮毒）			●
月桂醇硫酸酯钠（指定成分）	阴离子表面活性剂	促进其他化学物质的经皮吸收（经皮毒）、毛发的发育损伤、视力低下、白内障			●
香精·柑橘薄荷·糖精钠		糖精钠有致癌的嫌疑	●		
黄原胶	香味剂	未被确认具有显著的经皮毒性			
1—薄荷醇	清凉剂	未被确认具有显著的经皮毒性			
氧化钛	作为色素（白色）涂料、衣服、塑料制品、紫外线屏蔽剂	肺纤维症、致癌性	●		

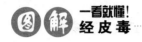
洗手液·准药品

化学物质名称	用途	有害作用	致癌性	环境激素	过敏
三氯碳酰替苯胺（指定成分）	杀菌、防腐剂	燃烧会产生二噁英、致癌性	●	●	●
二氯苯氧氯酚（指定成分）	杀菌、防腐剂	燃烧会产生二噁英、致癌性	●	●	●
乙二胺四乙酸盐（指定成分）	金属离子络合剂、防变质剂、保存剂	刺激皮肤、黏膜；诱发哮喘、皮疹等过敏的物质；有报告称，摄入体内会造成钙缺乏症，出现血压下降、肾脏损伤、染色体异常、诱变性			●
二丁基羟基甲苯（指定成分）	抗氧化剂	皮肤炎、过敏症、致癌性	●		●
聚乙二醇	保湿剂	经皮毒性较弱，消化管吸收后，易造成肝肾损伤、致癌性、促进致癌作用（促进剂）	●		
红色 202 号色素（指定成分）	着色剂（焦油色素）	过敏性接触口唇炎、致癌性	●		●
黄色 203 号色素	着色剂（焦油色素）	致癌性	●		
月桂基聚氧乙烯醚硫酸铵	阴离子表面活性剂	促进其他化学物质的经皮吸收（经皮毒）			●
月桂醇硫酸酯铵	阴离子表面活性剂	促进其他化学物质的经皮吸收（经皮毒）			●
香精					
尼泊金甲酯（指定成分）	杀菌防腐剂、防腐剂	接触性皮炎。消化道吸收会造成反胃、呕吐、酸中毒、瘙痒症、发热、高铁血红蛋白症、细胞老化			●
苯甲醇（指定成分）	杀菌、防腐剂、多种家庭用品的保存剂	刺激皮肤、黏膜，有腐蚀性，消化道吸收会造成腹痛			●

续表

化学物质名称	用途	有害作用	致癌性	环境激素	过敏
苯甲酸盐（指定成分）	杀菌剂、香精的溶剂	刺激皮肤、黏膜，有腐蚀性			●
丙二醇（指定成分）	杀菌、防腐剂	刺激皮肤、黏膜、眼睛、鼻子、咽喉			●
甲基异噻唑啉酮（指定成分）	乳化剂、保湿剂、不冻液	经皮毒性、溶血性、染色体异常、红细胞减少			●
甲基氯异噻唑啉酮	杀菌、防腐剂	经皮毒性较弱			●
？	杀菌、防腐剂	不清楚			

（※？＝未标记名称的物质）

香皂·准药品

化学物质名称	用途	有害作用	致癌性	环境激素	过敏
乙二胺四乙酸盐（指定成分）	金属离子络合剂、防变质剂、保存剂	刺激皮肤、黏膜；诱发哮喘、过敏的物质。有报告称，摄入体内会造成钙缺乏症，出现血压下降、肾脏损伤、染色体异常、诱变性			●
黄色203号色素	着色料	焦油色素、致癌性	●		
香精	着香料	过敏作用	●		●

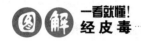

液体洗涤剂

化学物质名称	用途	有害作用	致癌性	环境激素	过敏
42%聚氧乙烯烷基醚	非离子表面活性剂	促进其他化学物质的经皮吸收（经皮毒）			●
直链烷基苯磺酸盐（LAS）	阴离子表面活性剂	引起主妇湿疹的物质，有诱发畸形的嫌疑			●
脂肪酸乙醇胺	两性离子表面活性剂	动物实验中有诱发畸形的嫌疑			●
？	水软化剂				
？	稳定剂				
？	碱剂				
？	分散剂				
？	荧光增白剂				
酶（蛋白酶）	洗涤用（去除衣服污渍与污迹）	各种过敏反应			●

（※？ ＝未标注名称的物质）

衣物漂白剂

化学物质名称	用途	有害作用	致癌性	环境激素	过敏
过氧化氢·氧化类	漂白剂、染发剂、消毒剂、口内杀菌剂	刺激眼睛、鼻子、嗓子，使毛发褪色			●
聚氧乙烯烷基醚	非离子表面活性剂、乳化剂、稳定剂、湿润剂	促进其他化学物质的经皮吸收（经皮毒）			●

厨房用洗涤剂

化学物质名称	用途	有害作用	致癌性	环境激素	过敏
47% 烷基硫酸酯钠	阴离子表面活性剂	促进其他化学物质的经皮吸收（经皮毒）			●
烷基羟基磺基甜菜碱	两性表面活性剂	促进其他化学物质的经皮吸收（经皮毒）			●
烷基葡萄糖苷	表面活性剂				
聚氧乙烯烷基醚	非离子表面活性剂、乳化剂、稳定剂、湿润剂	促进其他化学物质的经皮吸收（经皮毒）			●
？	〃				
？	〃				
？	稳定剂				

（※？ ＝未标注名称的物质）

后 记

　　笔者从自身的生病经历出发，按照自己的方式学习获得健康的方法，只要别人说好的东西都进行了尝试。结果终于明白，并不需要那么多的好东西（有效成分），最重要的是不要把不好的东西（有害成分）摄入体内。我的丈夫也患有严重的过敏症，他往自己身上抹了各种东西，结果非但没治好，还增加了各种各样的过敏、指甲脱落、浑身长满湿疹等等，遭遇了一段悲惨的经历。我真的感谢自己知道了"经皮毒"的存在。

　　我们被含有有害物质的众多日用品包围，并对其毫不怀疑地加以使用。现在，我们重新思考这种生活的时机已经成熟。

　　最近去超市发现，在食品专柜，边看说明边选购的顾客比以前多了起来。人们在选择的时候开始留意食品的产地和农药。不过，我认为在日用品柜台，边看成分边买的顾客还是太少。

　　我希望能让更多的人认识到，化学物质通过皮肤被身体吸收，经皮毒十分危险，并且希望在人类和地球都生病之前，现在就开始采取行动加以应对。我们不能等着国家和制造商采取对策！我们需要来自大家的声音。

　　写到最后，我要对药学博士竹内久米司先生、稻津教久先生在推广《经皮毒》《经皮毒将毁掉大脑》《经皮毒原来是造成过敏的原因！？》等书籍的过程中，将"经皮毒"知识广泛传播给社会表示敬意。另外，在本书此次出版之际，两位先生爽快地答应为本书担任主编，自始至终为我提出了各种各样的建议，再次谨致谢忱。此外，我还要对担当本书策划的全通企划株式会社的稻村哲社长，以及一直到最后，听任我的任性，为我执笔、制作提供协助的蜂鸟创意有限公司的原田启子社长、莲井英史先生，还有为我担任插图绘制工作的原田良子女士等，我要对为本书付梓提供过帮助的各位表示衷心谢意。最后，我还要对直到本书完成为我在各方面提供帮助的丈夫表示由衷谢意。

山下玲夜

参考文献

《经皮毒》竹内久米司·稻津教久 / 日东书院

《经皮毒将毁掉大脑》竹内久米司 / 日东书院

《经皮毒原来是造成过敏的原因！？》稻津教久 / 日东书院

《被夺走的未来》希亚·科尔本等 / 翔泳社

《用中药完全治愈癌症》哈尔达·R·克拉克 / 森林出版

《推荐你选择排毒人生》大森隆史 / 芝麻书房

《身体的消毒生活术》大森隆史 /SUNMARK 出版

《环境激素入门》立花隆 / 新潮社

《暖了身子病就必定会好》石原结实 / 三笠书房

《被污染了的身体》山本弘人 /PHP 新书

《新·水的常识》水问题研究会 / 史辉出版

《远离便利店快餐》山本博士 / 平凡社新书

《新·不能吃，危险！》小若顺一 / 讲谈社

《新·不能用，危险！》小若顺一 / 讲谈社

《再续·危险的化妆品》日本消费者联盟 / 三一新书

《如何选择化妆品》小泽王春 / 学阳书房

《化妆品的化学》小泽达也 / 裳华房

《让人放心的化妆品选择方法》境野米子 / 岩波创意新书

《食物的世界正在发生什么？》中村靖彦 / 岩波新书

《健康食品笔记》濑川至朗 / 岩波新书

《现代感染症》相川正道·永仓贡一 / 岩波新书

《洗涤剂消失的日子》深井利春 / 钻石社

《环境与健康》安井至 / 丸善

《地球环境关键词事典》环境厅地球环境部 / 中央法规

《不足的水资源》高木善之 / 荣光

《家庭用品危险度核查手册》体验传递会 / 情报中心出版局

《食品·化妆品危险度核查手册》体验传递会 / 情报中心出版局

《芳香疗法精油活用手册》佐佐木薰 / 池田书店

《为了专业的芳香疗法》莎莉·普莱斯 莱恩·普莱斯 / 芬芳杂志

《芳香疗法圣经》盐屋绍子 / 成美堂出版

《身体的奥秘》尼克·阿诺尔德 /PHP 研究所

《别了，环境激素》山城真 / 宫日文化情报中心

《引人关注的成分·标注的 100 个知识》左卷健男·稻山真澄·西田立树 / 东京书籍

主编介绍

竹内　久米司（Takeuchi Kumeji）

1943 年生于东京。药学博士。日本药理学会学术评议员。日本神经精神药理学会、日本抗老化医学会会员。历任制药公司研究部长、医药品安全管理部门负责人。从事癫痫、躁狂抑郁症、不安等的治疗药物的研发。"创健论坛 21"的负责人。

坚持认为痴呆、癌症、成人病同生活方式与心灵有密切关联，为了防止自身痴呆，38 岁参加远藤周作主办的剧团"树座"的选秀，并成功当选，第二年参加演出，正式出道。在从事本业癫痫、躁狂抑郁症、不安等的治疗药物等的研究开发的同时，从 1985 年前后开始举办演讲会活动。

以"面带笑容，让阳光洒在心灵和肚脐上！"为题，一贯主张心理健康与生活方式还有饮食的重要性。最近，围绕潜伏在身边的有害化学物质的话题，在各地举办讲演会、学习会。著有《面带笑容，让阳光洒在心灵与肚脐上！》（近代文艺社刊）、《经皮毒将毁掉大脑》（日东书院刊）。爱好爵士乐、钢琴。

稻津　教久（Inazu Norihisa）

1952 年生于东京。东京药科大学药学部药学系毕业，该大学研究生院博士课程结业（专攻药理学）。药剂师、药学博士。曾在东京药科大学药学部担当助教，后赴伯尔尼大学（瑞士）留学。现任帝京平成看护短期大学教授（营养学）。美国生殖生理学会评议员、日本药理学会评议员、日本药学会会员等。

发表有关前列腺素对生殖系统的干预方面的论文 8 篇，关于性腺羟基还原酶的论文 43 篇。关于环境中存在的化学物质的论文 5 篇。正在开展关于生物体内发挥作用的药物（含化学物质）的毒性（有害作用），特别是以伴随老化的毒性与羟基还原酶为指标（活性、含量、遗传基因）的世代相传毒性的研究。著有《毒理学用语集》（日本毒科学会编）、《医药品毒理学》（南江堂）、《临床药物治疗学》（弧形媒体）、《经皮毒原来是造成过敏的原因！？》（日东书院刊）。爱好杂谈。

（著作权版权登记号：图字01-2016-1667号）

图书在版编目（CIP）数据

一看就懂！图解经皮毒/（日）山下玲夜著；（日）竹内久米司，（日）稻津教久主编；杨建兴译. —北京：中译出版社，2016.5（2025.4重印）

ISBN 978-7-5001-4708-4

Ⅰ.①一... Ⅱ.①山... ②竹... ③稻... ④杨...
Ⅲ.①毒物—排泄—图解 Ⅳ. ①R161-64

中国版本图书馆CIP数据核字（2016）第080368号

一看就懂！图解经皮毒 YIKAN JIUDONG TUJIE JINGPIDU

出版发行：中译出版社
地 址：北京市西城区新街口外大街28号普天德胜科技大厦主楼4层
电 话：（010）68359376；68359827（发行部）
传 真：（010）68357870
邮 编：100088
电子邮箱：book@ctph.com.cn
网 址：http://www.ctph.com.cn

出 版 人：刘永淳
出版统筹：杨光捷
总 策 划：范 伟
策划编辑：于建军 赵 青
责任编辑：马雨晨
装帧设计：中文天地

排 版：北京中文天地文化艺术有限公司
印 刷：山东新华印务有限公司
经 销：新华书店

规 格：710毫米×1000毫米 1/16
印 张：11.25 彩插8面
字 数：101千字
版 次：2016年5月第1版
印 次：2025年4月第19次印刷

ISBN 978-7-5001-4708-4 定价：35.00元